Cornelia Wiese

Frühe Nutzenbewertung von Arzneimitteln aus Sicht der behandelnden Ärzte

SCHRIFTENREIHE MASTERSTUDIENGANG CONSUMER HEALTH CARE

herausgegeben von Prof. Dr. Marion Schaefer

ISSN 1869-6627

Cornelia Wiese

FRÜHE NUTZENBEWERTUNG VON ARZNEIMITTELN AUS SICHT DER BEHANDELNDEN ÄRZTE

ibidem-Verlag
Stuttgart

Bibliografische Information der Deutschen Nationalbibliothek
Die Deutsche Nationalbibliothek verzeichnet diese Publikation in der Deutschen Nationalbibliografie; detaillierte bibliografische Daten sind im Internet über http://dnb.d-nb.de abrufbar.

Bibliographic information published by the Deutsche Nationalbibliothek
Die Deutsche Nationalbibliothek lists this publication in the Deutsche Nationalbibliografie; detailed bibliographic data are available in the Internet at http://dnb.d-nb.de.

∞

Gedruckt auf alterungsbeständigem, säurefreien Papier
Printed on acid-free paper

ISBN-13: 978-3-8382-0923-4

© *ibidem*-Verlag
Stuttgart 2016

Inhaltsverzeichnis

Abbildungsverzeichnis

Tabellenverzeichnis

Abkürzungsverzeichnis

AM	Arzneimittel
AMNOG	Gesetz zur Neuordnung des Arzneimittelmarktes
AMNutzenVO	Arzneimittelnutzenverordnung
API	Allgemeinmediziner, Praktiker und Internisten
BÄK	Bundesärztekammer
BMG	Bundesministerium für Gesundheit
bspw.	beispielsweise
bzgl.	bezüglich
FNB	frühe Nutzenbewertung
G-BA	Gemeinsamer Bundesausschuss
ggf.	gegebenenfalls
ggü.	gegenüber
GKV	Gesetzliche Krankenversicherung
IQWiG	Institut für Qualität und Wirtschaftlichkeit im Gesundheitswesen
KBV	Kassenärztliche Bundesvereinigung
KV	Kassenärztliche Vereinigung
LÄK	Landesärztekammer
MVZ	Medizinisches Versorgungszentrum
SGB V	Sozialgesetzbuch Fünftes Buch
u.a.	unter anderem
u.ä.	und ähnlichen
u.U.	unter Umständen
v.a.	vor allem
vgl.	vergleiche
z.B.	zum Beispiel

Abstract

Since 2011 the practice of the early benefit assessment of pharmaceuticals is a fixed part of the German health care system. Influencing not only pharmaceutical companies, as well as health insurances but also registered doctors. While guidelines and attitudes are explicitly regulated (by law) for health insurances and pharmaceutical companies, there is a variety of insecurities on the practitioner's side. Furthermore practitioners often display a lack of knowledge regarding the procedure.

This study provides a first overview of the practitioner's perspective and background knowledge regarding the early benefit assessment.

The study's most important outcomes in summary:

- 70% of the interviewed practitioners (n=100) stated to have benefited by the early benefit assessment
- According to practitioners, patients also benefited by the early benefit assessment but to a lesser extent
- Interviewees who have benefited from the early benefit assessment display a rather positive attitude towards it
- All in all it can be differentiated between 5 clusters of practitioner types, varying in their opinion about the early benefit assessment and having gained different experiences
- Many practitioners are not aware of subcategory analysis or do not use it
- for the majority of practitioners the safety in regards to their therapy decision and to stay within the budget is an important perceived advantage of the early benefit assessment

In summary there is a lot of potential regarding the knowledge transfer and optimisation of the early benefit assessment for the practitioners based on the available study. Especially referring to the available time of the practitioners to deal with this circumstance. Therefore the effectively incoming and perceived bureaucracy costs should be held as small as possible.

Zusammenfassung

Das Verfahren der frühen Nutzenbewertung (FNB) von Arzneimitteln ist seit 2011 fester Bestandteil des deutschen Gesundheitswesens: Die FNB beeinflusst neben den pharmazeutischen Unternehmen sowie den gesetzlichen Krankenkassen auch die vertragsärztlich tätige Ärzteschaft. Während die (gesetzlichen) Vorgaben und Verhaltensweisen für die Pharmaindustrie und die GKV klar geregelt sind, gibt es auf Seiten der Ärzte eine Vielzahl von Unsicherheiten. Darüber hinaus gibt es bei den Ärzten oft auch unzureichende Kenntnisse über das Verfahren. Diese Studie liefert einen ersten Überblick über die Sichtweise und das Hintergrundwissen der Ärzte zur FNB. Es wird gezeigt, wie die Ärzte zum Verfahren stehen. Ebenso werden die Zusammenhänge zwischen dem Wissen der Ärzte und ihrer alltäglichen Arbeit erläutert und Schlussfolgerungen daraus gezogen.

Die wichtigsten Ergebnisse der Studie lassen sich wie folgt zusammenfassen:

- 70% der befragten Ärzte (n=100) haben ihrer Ansicht nach von der FNB profitiert.

- Patienten profitieren nach ihrer Meinung ebenfalls von der FNB, aber in geringerem Maße.

- Die befragten Ärzte, die bereits von der FNB profitiert haben, haben auch eine positive Meinung dazu.

- Insgesamt können fünf Cluster von Ärztetypen unterschieden werden, die unterschiedliche Auffassungen zur FNB haben und auch verschiedene Erfahrungen gesammelt haben.

- Vielen Ärzten sind Subgruppenanalysen nicht bekannt oder sie nutzen sie nicht.

- Für die Mehrzahl der Ärzte ist die Sicherheit bei der Therapieentscheidung bzw. Budgetschonung ein wichtiger wahrgenommener Vorteil aus der FNB.

Zusammenfassend gibt es auf Grundlage der vorliegenden Studie noch viel Potenzial bzgl. der Wissensvermittlung und -optimierung über die FNB von Arzneimitteln bei den Ärzten. Gerade auch in Bezug auf die dem niedergelassenen Arzt zur Verfügung stehenden Zeit sich mit diesem Sachverhalt zu beschäftigen. Deshalb sollte auch hier der tatsächlich anfallende und wahrgenommene Bürokratieaufwand für den Arzt so gering wie möglich gehalten werden.

1. Einleitung

Infolge des medizinischen Fortschritts hat das deutsche Gesundheitssystem seit Jahren mit steigenden Kosten bei den Arzneimittelausgaben zu kämpfen. In den letzten Jahrzehnten wurden deshalb eine Vielzahl von Steuerungsinstrumenten und Rahmenbedingungen für die Arzneimittelversorgung in der GKV geschaffen. Hierbei ging es vorrangig um eine Regulierung der Arzneimittelverordnungen bezüglich Preis und Menge sowie der Verordnungsstruktur. Seit 2011 gilt für neu zugelassene Arzneimittel das so genannte Gesetz zur Neuordnung des Arzneimittelmarktes (AMNOG). Grundlegendes Ziel des AMNOG ist die Eindämmung von Arzneimittelkosten in der gesetzlichen Krankenversicherung. Dieses Ziel gilt insbesondere für neue Arzneimittel, da deren Ausgabenanstieg durch die freie Preisfestsetzung der Hersteller bis dato am höchsten ausfiel (Vgl. Internetseite BMG, Glossar AMNOG, 2015). Konkretisiert ergeben sich daraus die drei Kernpunkte:

1. „Den Menschen müssen im Krankheitsfall die besten und wirksamsten Arzneimittel zur Verfügung stehen.

2. Die Preise und Verordnungen von Arzneimitteln müssen wirtschaftlich und kosteneffizient sein.

3. Es müssen verlässliche Rahmenbedingungen für Innovationen, die Versorgung der Versicherten und die Sicherung von Arbeitsplätzen geschaffen werden." (May/Bauer 2011, S. 4)

Hiermit wird der Sinn und Zweck des AMNOG einerseits an den § 12 SGB V (Wirtschaftlichkeitsgebot) geknüpft und andererseits der konträre normativ-moralische Anspruch nach bestmöglicher Patientenversorgung gestellt. Aufgrund der generalistischen Zielformulierung ergeben sich zum einen für den Gesetzgeber, in diesem Fall das BMG und dessen ausführende Organe, Spielräume bei der Gesetzesauslegung im Einzelfall und zum anderen Unsicherheiten auf Seiten der praktizierenden Ärzteschaft. Letztere können sich sowohl auf die Frage nach der besten und wirksamsten Therapie, als auch auf die grundsätzliche Definition von „bester Therapie" sowie „Kosteneffizienz/Wirtschaftlichkeit" und deren Vereinbarkeit miteinander beziehen. Mand spricht in diesem Zusammenhang auch von „einem zunehmenden Spannungsverhältnis mit komplexen wechselseitigen Interdependenzen [… und daraus] resultieren[den] Entscheidungskonflikte[n] für Ärzte" (Mand 2012, S. 106f). Der Arzt trägt neben der medizinischen Verantwortung für den Patienten auch die finanzielle Verantwortung gegenüber den Kostenträgern. Dieses Spannungsverhältnis kann bis heute durch keine Gesetzesanpassung aufgelöst werden.

Auf Seiten der Hersteller ergeben sich Fragen hinsichtlich verlässlicher Rahmenbedingungen und der Interpretation von „verlässlich" selbst. Beispielsweise ist das Beratungsgespräch zwischen G-BA und Hersteller zur zweckmäßigen Vergleichstherapie[1] für die spätere Nutzenbewertung nicht notwendiger Weise verbindlich (Vgl. Burgardt 2012, S. 17). In der Konsequenz besitzt die genannte Zielkonkretisierung eine eingeschränkte Aussagekraft zugunsten des Gesetzgebers. Daraus resultieren Unklarheiten für die praktische Anwendung des Gesetzes auf Seiten der anderen Akteure. Hinzu kommt, dass das AMNOG nicht nur an einer Stelle im Gesetz verankert ist. Es stellt ein Geflecht aus verschiedenen Paragraphen in unterschiedlichen Gesetzestexten dar (u.a. SGB V, AMNutzenVO, G-BA-Verfahrensordnung). Dies erschwert die Übersichtlichkeit, Nachvollziehbarkeit und Eindeutigkeit bei den Anwendern.

Im Rahmen des AMNOG müssen die Hersteller innovativer Arzneimittel seit 2011 mit der Markteinführung auch einen Nachweis über den Zusatznutzen ihres neuen Präparates - im Vergleich zur zweckmäßigen Vergleichstherapie - für die Patienten vorlegen (Vgl. Internetseite BMG, Glossar AMNOG, 2015). Diese so genannte „frühe Nutzenbewertung", ist im § 35a SGB V näher beschrieben und gesetzlich festgelegt. Sie gilt für „erstattungsfähige[...] Arzneimittel[...] mit neuen Wirkstoffen" (§ 35a Abs. 1 Satz 1 SGB V) und umfasst dabei sowohl „die Bewertung des Zusatznutzens gegenüber der zweckmäßigen Vergleichstherapie, [als auch] d[a]s Ausmaß[...] des Zusatznutzens und seine[...] therapeutische[...] Bedeutung" (§ 35a Abs. 1 Satz 1 SGB V). Die FNB kann vom G-BA selbst oder vom IQWiG bzw. Dritten durchgeführt werden (Vgl. § 35a Abs. 2 SGB V).

Das IQWiG muss drei Monate nach Inverkehrbringen des neuen Medikamentes seine Nutzenbewertung abgeschlossen und im Internet veröffentlicht haben. Gleichzeitig hat der Hersteller sein Nutzendossier ebenfalls öffentlich vorzulegen (Vgl. Burgardt 2012, S. 41). Die medizinischen Fachkreise können nach § 19 Abs. 3 VerfO (des G-BA) den anschließenden G-BA-Beschluss im Vorfeld in Form

---

[1] Wird nach „internationalen Standards der evidenzbasierten Medizin" bestimmt und muss die „dem allgemein anerkannten Stand der med. Erkenntnis zweckmäßige Therapie im Anwendungsgebiet sein". (§ 6 Abs. 1 und 2 AM-NutzenV)

von Stellungnahmen zur Nutzenbewertungsempfehlung des IQWiG/Dritten mit beeinflussen. Am Ende obliegt es allerdings allein dem G-BA zu entscheiden, inwiefern ein neues Arzneimittel einen Zusatznutzen besitzt oder nicht (Vgl. Internetseite BMG, Glossar AMNOG, 2015). An dieser Stelle kann der Meinung von Burgardt gefolgt werden, dass aufgrund der Fülle an zu bearbeitenden Informationen und der Kürze der zur Verfügung stehenden Zeit (3-Wochen-Frist für die Stellungnahme) eine Beteiligung der Ärzte (medizinischen Fachkreisen) am Verfahren der Nutzenbewertung unrealistisch erscheint (Vgl. Burgardt 2012, S. 42).

Laut BMG sollen mit Hilfe des AMNOG und der damit verbundenen FNB ca. 2 Mrd. Euro im Jahr an Einsparungen bei den Arzneimittelausgaben der GKV erzielt werden. Dafür verhandeln der Hersteller und die GKV innerhalb des ersten Jahres nach der Markteinführung gemeinsam einen Erstattungsbetrag für das neue Arzneimittel aus (Vgl. Internetseite BMG, Glossar AMNOG, 2015). Dies erfolgt auf Grundlage des zugesprochenen Zusatznutzens. Eine erste Verordnungs- und Kostensteuerung erfolgt jedoch u.U. nach § 92 SGB V bereits ein halbes Jahr nach Markteinführung (Zeitpunkt des G-BA-Beschlusses), und zwar wenn der G-BA infolge der Nutzenbewertung eine Verordnungsbeschränkung in Form von Therapiehinweisen (z.B. Qualifikation des Arztes, zu behandelnde Patientengruppen) oder Verordnungsquoten für das neue Arzneimittel vorschreibt (Vgl. Burgardt 2012, S. 47). Es bleibt festzuhalten, dass der G-BA-Beschluss zur Nutzenbewertung für Vertragsärzte nach § 92 Abs. 1 Satz 2 Nr. 6 SGB V verbindlich ist (Vgl. Scriba 2012, S. 38).

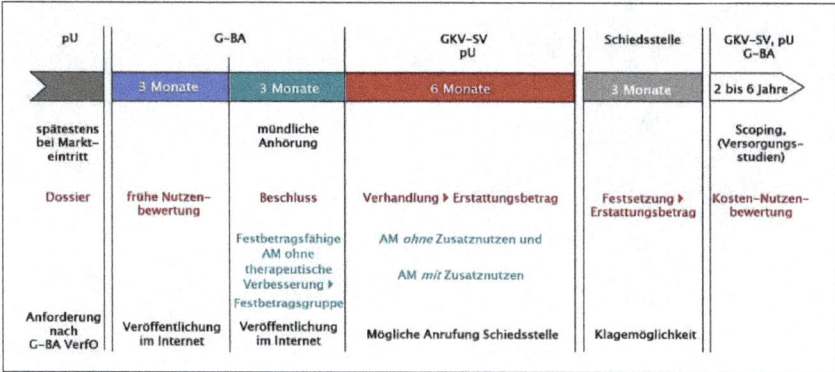

pU	G-BA		GKV-SV pU	Schiedsstelle	GKV-SV, pU G-BA
3 Monate	3 Monate		6 Monate	3 Monate	2 bis 6 Jahre
spätestens bei Markteintritt	mündliche Anhörung				Scoping, (Versorgungsstudien)
Dossier	frühe Nutzenbewertung	Beschluss	Verhandlung ▶ Erstattungsbetrag	Festsetzung ▶ Erstattungsbetrag	Kosten-Nutzen-bewertung
		Festbetragsfähige AM ohne therapeutische Verbesserung ▶ Festbetragsgruppe	AM *ohne* Zusatznutzen und AM *mit* Zusatznutzen		
Anforderung nach G-BA VerfO	Veröffentlichung im Internet	Veröffentlichung im Internet	Mögliche Anrufung Schiedsstelle	Klagemöglichkeit	

Abb. 1: AMNOG-Prozess, Quelle: GKV-Spitzenverband 2015

In der Literatur gibt es bisher nur eine theoretische Auseinandersetzung mit der FNB und deren möglichen Auswirkungen auf die Ärzteschaft. Aus diesem Grund wird in der folgenden Studie geklärt, welchen praktischen Einfluss die mit dem AMNOG einhergehende FNB für die Ärzteschaft hat. Des Weiteren soll geklärt werden, inwieweit das Verfahren knapp vier Jahre nach dessen Einführung der Ärzteschaft überhaupt bekannt ist und ob und bzw. wie es in der täglichen Arbeit von den Ärzten wahrgenommen und umgesetzt wird.

2. Ziel- und Aufgabenstellung

Die Studie untersucht die Sichtweise der Ärzteschaft zur FNB von Arzneimitteln. Dies erfolgt mit Hilfe einer Querschnittserhebung (Status Quo-Erfassung). Es wird erstens gezeigt, welche Vor- bzw. Nachteile Ärzte bezüglich der FNB wahrnehmen. Zweitens sollen mögliche Grenzen und Hindernisse diskutiert werden, die das Verfahren mit sich bringt und welche Schlussfolgerungen sich daraus für die Kommunikation mit den Ärzten ziehen lassen.

Das BMG hat zum AMNOG und der FNB folgende klare Meinung: Das AMNOG ermöglicht einen fairen Wettbewerb sowie „eine stärkere Orientierung am Wohl der Patienten" (Internetseite BMG, Glossar AMNOG, 2015). Hierbei wird der Innovationsgrad in Form des Zusatznutzens ins Verhältnis zum Preis gesetzt. Darüber hinaus handelt es sich beim AMNOG laut BMG um eine Deregulierung, die mit der Aufhebung der bekannten Bonus-Malus- und Zweitmeinungsregelung einhergeht. Ebenso können Wirtschaftlichkeitsprüfungen verschlankt, sowie Therapie- und Verordnungsausschlüsse eindeutiger geregelt werden. Auch Rabattverträge werden infolge des AMNOG patientenfreundlicher. „Insgesamt wird unnötige Bürokratie für Versicherte und Leistungserbringer erheblich abgebaut." (Internetseite BMG, Glossar AMNOG, 2015). Insbesondere die Entlastung von bürokratischen Tätigkeiten, die mit dem AMNOG aus Sicht des BMG für die Ärzte erfolgt (Vgl. Internetseite BMG, Glossar AMNOG, 2015), soll anhand der Studienergebnisse in ihrer Gültigkeit bewertet werden.

Die Fragestellung der vorliegenden Arbeit ergibt sich zum einen in Anlehnung an die soeben dargestellte Sichtweise des BMG und zum anderen aus den bisher fehlenden empirischen Daten zu Einstellung und Erfahrungen der Ärzte.

Im Zuge dessen ergeben sich folgende Arbeitshypothesen, die überprüft werden.
Hypothese 1:
- Die Ärzteschaft profitiert aus ihrer Sicht von der FNB.

Hypothese 2:
- Die Patienten profitieren – aus Sicht der Ärzte – von der FNB.

Zudem ist davon auszugehen, dass informierte und interessierte Ärzte eher geneigt sind, ihr Wissen und ihre Informationen zur FNB aus unabhängigen Quellen zu beziehen, während uninteressierte und wenig informierte Ärzte vorrangig schnell zugängliche, wenig arbeitsaufwendige Quellen zur Wissensaneignung bevorzugen. Daraus abgeleitet ergibt sich diese Hypothese.

Hypothese 3:

- Wer sich mit der FNB beschäftigt hat, nutzt eher unabhängige Quellen (KBV, Eigenrecherche, andere) für die Informationssuche.

Des Weiteren liegt die Vermutung nahe, dass eine negative Betroffenheit von der FNB in Zusammenhang mit fehlendem Wissen und zu geringer Beschäftigung mit dem Thema steht.

Hypothese 4:

- Wer negativ betroffen war, hat sich nicht mit der FNB beschäftigt.

Eine weitere Annahme bezieht sich auf den Zusammenhang zwischen der Nutzung von Subgruppenanalysen und der Wichtigkeit der FNB.

Hypothese 5:

- Wenn einem Arzt die FNB wichtig ist, dann werden Subgruppenanalysen genutzt und umgekehrt.

Darüber hinaus werden folgende Hypothesen geprüft:

Hypothese 6:

- Wer schon einmal von der FNB negativ betroffen war, hat auch eine negative Einstellung zum Verfahren.

Hypothese 7:

- Wer aus seiner Sicht von der FNB profitiert, hat eine positive Einstellung zum Verfahren.

Hypothese 8:

- Wer keinen subjektiven Vorteil in der FNB sieht, hat eine neutrale Einstellung zum Verfahren.

Hypothese 9:

- Wer die GKV/Krankenkassen als Profiteur der FNB sieht, hat eine negative Einstellung zum Verfahren.

Hypothese 10:

- Die befragten Ärzte lassen sich in drei Cluster unterscheiden: informierte Ärzte mit negativer Meinung, uninformierte Ärzte mit neutraler Meinung und resignierte Ärzte.

3. Material und Methode

Die Studie wurde als Querschnittserhebung zwischen Februar und Juni 2015 bei Allgemeinmedizinern, Praktikern und Internisten (APIs), die Pharmareferenten empfangen, im Raum Berlin und Brandenburg durchgeführt. Hierzu wurde von den Ärzten ein Fragebogen ausgefüllt. Die Teilnahme erfolgte, je nach Wunsch des Arztes, sowohl anonymisiert mittels eines frankierten Briefumschlags oder auch direkt in der Arztpraxis. Insgesamt wurden 142 Fragebögen ausgegeben, von denen 100 zurückkamen (Rücklaufquote von 70,4%).

Um ein möglichst breites Bild an Indikationen und damit potenziell vom AMNOG betroffenen Arzneimitteln zu erhalten, waren die Einschlusskriterien wie folgt: die Facharztqualifikation (Allgemeinmedizin, hausärztliche Tätigkeit oder Internisten ohne Schwerpunkt auf ein Fachgebiet), der Status als angestellter (MVZ) oder selbständig niedergelassener Arzt (KV-Zugehörigkeit, Einzel- und/oder Gemeinschaftspraxen), die eigenständige Dauerverordnung von Arzneimitteln und die damit für den Arzt/die Praxis verbundene (finanzielle) Verantwortung gegenüber der GKV (Kassenarztzulassung) und der jeweiligen KV. Diese Ärztegruppe nimmt sowohl selbst Neueinstellungen auf als auch Weiterverordnungen von neu auf den Markt gebrachten Arzneimitteln vor. Sie bilden somit die Schnittstelle zwischen Facharzt und Klinik. In dieser Funktion sind diese Ärzte am ehesten von den Auswirkungen der FNB betroffen. Ausgeschlossen wurden demnach Klinikärzte, Assistenzärzte ohne selbständige Verordnung und Fachärzte mit festgelegtem Schwerpunkt (z.B. Kinderärzte, Onkologen), da diese zum einen zu speziell in ihrem Verordnungsverhalten sind und zum anderen eine andere Position innerhalb des Gesundheitssystems innehaben.

Der Fragebogen besteht aus 12 vorrangig geschlossenen Fragen zu unterschiedlichen Aspekten der FNB. Er ist sowohl firmen- als auch indikationsunabhängig formuliert und enthält bewusst nur allgemeine, für jeden Teilnehmer leicht zu beantwortende Fragen.

Die zwei offenen Fragen am Ende des Fragebogens dienen dem besseren Verständnis und geben die Möglichkeit nähere Angaben und individuelle Aspekte des Arztes zu erfassen (s. Anhang 5 und 6).

Für die Beantwortung des Fragebogens wurden weder Anreize gesetzt noch Honorare bezahlt.

Die Datenauswertung erfolgt mit SPSS und bedient sich neben der klassischen beschreibenden Statistik von Häufigkeitsverteilungen auch der Interpretation von Zusammenhängen sowie dem Clustern von Merkmalen zur Identifizierung von verschiedenen Ärztegruppen.

Alle in Kapitel 4 ausgewerteten Daten (geschlossene Fragen) haben die automatische Validierung von SPSS bestanden (s. Anhang 1). Im ersten Schritt werden die geschlossenen Fragen sowohl anhand ihrer eindimensionalen absoluten Häufigkeiten dargestellt, um einen Überblick über die erhobenen Daten zu bekommen. Es erfolgt grundsätzlich ein paarweiser Ausschluss bei fehlenden Werten.

Im zweiten Schritt werden mithilfe von Kreuztabellen und den Zusammenhangsmaßen Cramers V - bei nominalen - und dem Kontingenzmaß von Goodman/Kruskal (Gamma) - bei ordinalen Merkmalen - die Hypothesen überprüft. Fehlende Werte werden auch hier paarweise ausgeschlossen. Werte über 0,3 bei Cramers V und Gamma werden als statistisch nachgewiesener Zusammenhang gewertet. Alle darunter liegenden Werte werden als statistische Unabhängigkeit zwischen den untersuchten Variablen interpretiert. Die Signifikanz muss mindestens bei p=0,05 (5% Irrtumswahrscheinlichkeit) liegen.

Zur besseren Vergleichbarkeit werden bei den Analysen Variablen mit ordinaler Klassifikation oder mit mehreren Ausprägungen zusammengefasst und als neue Variablen umcodiert. So wird die Variable „Wichtigkeit der FNB" in die drei Kategorien „wichtig" (sehr wichtig, wichtig), „teils/teils" und „unwichtig" (weniger wichtig, unwichtig) umgewandelt. Die Variable „bereits von FNB profitiert" wird nur noch nach „ja" und „nein" aufgeschlüsselt. Der „subjektive Vorteil" wird ebenfalls in Form von „ja" und „nein" zusammengefasst.

Die Clusterung erfolgt mittels K-Means-Clusteranalyse mit paarweisem Fallausschluss. Zur Überprüfung der Clusterhypothese wird nach drei Clustern, durch Iterieren und Klassifizieren, anhand von sechs Variablen analysiert. Dabei werden die folgenden sechs Variablen: „Beschäftigung mit der frühen Nutzenbewertung", „Nutzung von Subgruppenanalysen", "Wichtigkeit der frühen Nutzenbewertung bei Therapieentscheidung", „Beeinflussung durch frühe Nutzenbewertung im Verordnungsverhalten", „negative Betroffenheit" sowie „persönliche Einstellung zur frühen Nutzenbewertung" berücksichtigt.

Fragebogen zur Masterarbeit „Die frühe Nutzenbewertung aus der Sicht der Ärzte"

1) Haben Sie sich bereits näher mit der frühen Nutzenbewertung von Arzneimitteln (Hersteller müssen belegen, ob und in welchem Ausmaß ihr Arzneimittel einen Zusatznutzen gegenüber der zweckmäßigen Vergleichstherapie hat.) **beschäftigt?**

☐ ja   ☐ nein

2) Wer profitiert aus Ihrer Sicht von der frühen Nutzenbewertung?

	stimme voll zu	stimme eher zu	stimme eher nicht zu	stimme nicht zu
praktizierende Ärzteschaft	☐	☐	☐	☐
gesetzliche Krankenkassen	☐	☐	☐	☐
Patienten	☐	☐	☐	☐
KBV/ KVen	☐	☐	☐	☐
G-BA/ die Politik	☐	☐	☐	☐
IQWiG/ Dritte mit der Nutzenbewertung beauftragte Institutionen	☐	☐	☐	☐

3) Aus welchen Quellen beziehen Sie Ihre Informationen von in der frühen Nutzenbewertung befindlichen Arzneimitteln bzw. abgeschlossenen Verfahren? (Mehrfachnennung möglich)

☐ Ärztezeitung/ Ärztezeitschriften   ☐ KV/KBV, BÄK

☐ Krankenkasse   ☐ pharmazeutische Industrie/ Pharmareferenten

☐ Eigenrecherche   ☐ andere: _____

☐ keine

4) Wie wichtig ist die Nutzenbewertung neuer Arzneimittel (Zusatznutzen ggü. zweckmäßiger Vergleichstherapie) durch das IQWiG für Sie persönlich in Ihrer täglichen Therapieentscheidung?

☐ sehr wichtig   ☐ wichtig   ☐ teils/teils   ☐ weniger wichtig   ☐ unwichtig

5) Nutzen Sie die Subgruppenanalysen (ggf. unterschiedlicher Zusatznutzen für einzelne Patientengruppen) der Nutzenbewertung bei Ihrer Therapieentscheidung?

☐ ja   ☐ nein   ☐ manchmal   ☐ nicht bekannt

6) Haben Sie bereits von der frühen Nutzenbewertung in Ihrer täglichen Arbeit profitiert, wenn ja inwiefern? (Mehrfachnennung möglich)

☐ nein   ☐ ja

　　　　☐ leichtere Therapieentscheidung/Arzneimittelauswahl

　　　　☐ bessere Versorgung der Patienten

　　　　☐ Sicherheit, wirtschaftliche Arzneimittel einzusetzen

　　　　☐ sonstiges:＿＿＿＿＿＿＿＿＿＿＿＿＿＿＿＿＿＿＿＿＿

7) Waren Sie schon einmal von einer frühen Nutzenbewertung negativ betroffen (verordnetes Arzneimittel wurde vom Markt genommen, Wirtschaftlichkeitsprüfung, Unsicherheit bei Verordnung, etc.)?

☐ nein   ☐ ja

Wenn Frage 7 mit ja beantwortet:

　　7a) Haben Sie daraufhin das betroffene Arzneimittel nicht mehr eingesetzt?

　　　　☐ ja   ☐ teilweise   ☐ nein

7b) Hat diese Entscheidung auch Ihr Arzt-Patienten-Verhältnis beeinflusst, wenn ja inwiefern? (Mehrfachnennung möglich)

☐ nein ☐ ja

☐ Patienten stellen mehr Fragen zu ihren Medikamenten

☐ Patienten hinterfragen Medikation/ Therapieentscheidung

☐ musste Patienten umstellen

☐ Unverständnis seitens der Patienten/ Patienten verärgert

☐ umgestellte Patienten sind nicht wieder gekommen

☐ konnte meine Patienten nicht mehr bestmöglich versorgen

☐ andere:_____

8) Wie stark fühlen Sie sich durch die Ergebnisse der frühen Nutzenbewertung in Ihrem täglichen Verordnungsverhalten beeinflusst?

☐ sehr stark   ☐ stark   ☐ mittelmäßig   ☐ wenig   ☐ gar nicht

9) Welchen subjektiven Vorteil ziehen Sie aus der frühen Nutzenbewertung? (Mehrfachnennung möglich)

☐ hilfreiche Unterstützung bei der Arzneimittelauswahl

bessere Patientenversorgung bzgl.

☐ bessere Wirksamkeit der Arzneimittel ggü. Vergleichstherapie

☐ besseres Nebenwirkungsprofil als Vergleichstherapie

☐ höhere Compliance als die Vergleichstherapie

☐ patientenindividuellere Therapie möglich

☐ Budgetschonung, wirtschaftliche Verordnung

☐ Sicherheit bei der getroffenen Therapieentscheidung ggü. GKV/ KV

☐ sonstiges:_____

☐ keinen

10) Welche Konsequenzen ergeben sich daraus für Sie?

_____

_____

_____

_____

_____

11) Wie ist Ihre persönliche Meinung/Einstellung zur frühen Nutzenbewertung?

☐ sehr positiv   ☐ eher positiv   ☐ neutral   ☐ eher negativ

☐ sehr negativ   ☐ weiß nicht

Was Ihnen sonst noch wichtig ist zum Thema/ Was Sie unbedingt noch sagen möchten:

_____

_____

_____

_____

_____

4. Darstellung der Ergebnisse

Zur besseren Übersicht werden die eindimensionalen Häufigkeitsverteilungen der einzelnen Fragen am Anfang dieses Kapitels analysiert. Daran anschließend erfolgt die Überprüfung und graphische Darstellung der Hypothesen.

4.1 Antwortverteilung der Befragung

In diesem Abschnitt werden die eindimensionalen Häufigkeitsverteilungen der im Fragebogen erhobenen Daten chronologisch analysiert.

Antwortverteilung zu Frage 1: Haben Sie sich bereits näher mit der frühen Nutzenbewertung von Arzneimitteln beschäftigt?

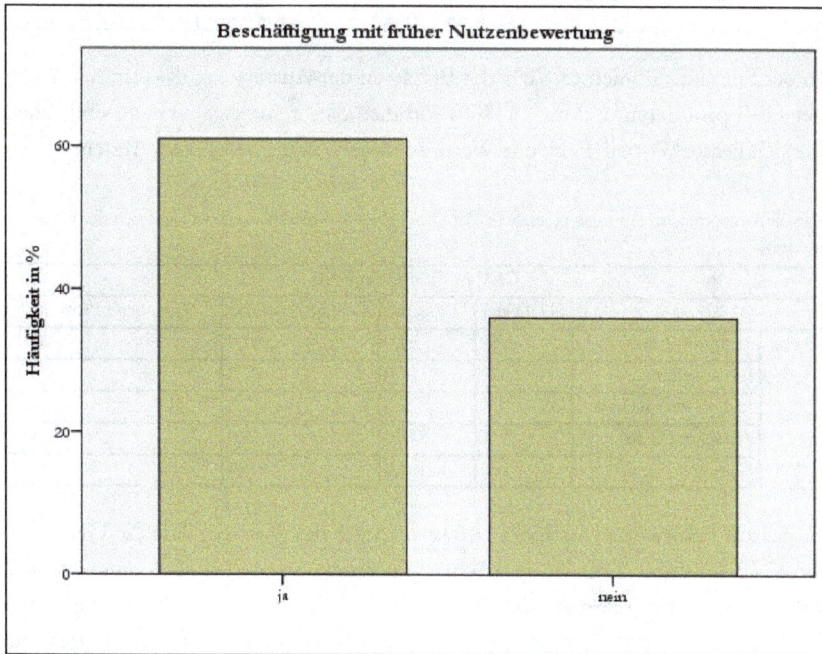

Abb. 2: Antworten zu: Haben Sie sich bereits näher mit der FNB von Arzneimitteln beschäftigt? (n=97)

Insgesamt haben sich nach eigener Angabe bereits 63% der Befragten mit der FNB beschäftigt. 37% jedoch nicht. 3 Studienteilnehmer haben diese Frage nicht beantwortet.

Antwortverteilung zu Frage 2: Wer profitiert aus Ihrer Sicht von der frühen Nutzenbewertung?

Tab. 1: Antworten zur Aussage: praktizierende Ärzteschaft profitiert aus Ihrer Sicht von der FNB (n=97)

		Ärzte profitieren von FNB			
		Häufigkeit	Prozent	Gültige Prozente	Kumulierte Prozente
Gültig	stimme voll zu	27	27,0	27,8	27,8
	stimme eher zu	40	40,0	41,2	69,1
	stimme eher nicht zu	26	26,0	26,8	95,9
	stimme nicht zu	4	4,0	4,1	100,0
	Gesamt	97	97,0	100,0	
Fehlend	99	3	3,0		
Gesamt		100	100,0		

In der Summe stimmen ca. 70% der Befragten der Aussage zu, dass sie selbst von der FNB profitieren und nur ca. 30% stimmen dieser Aussage nicht zu und sehen für sich keinen Vorteil. Fehlende Werte zu dieser Frage gibt es bei 3 Ärzten.

Tab. 2: Antworten zur Aussage: gesetzliche Krankenkassen profitieren aus Ihrer Sicht von der FNB (n=100)

		GKV profitiert von FNB			
		Häufigkeit	Prozent	Gültige Prozente	Kumulierte Prozente
Gültig	stimme voll zu	65	65,0	65,0	65,0
	stimme eher zu	27	27,0	27,0	92,0
	stimme eher nicht zu	7	7,0	7,0	99,0
	stimme nicht zu	1	1,0	1,0	100,0
	Gesamt	100	100,0	100,0	

Insgesamt befürworten 92% der befragten Ärzte die Aussage, dass die GKV von der FNB profitiert. Dies ist die höchste Zustimmungsrate bei allen unter Frage 2 aufgeführten Institutionen und die einzige Teilfrage, die von allen Befragten (n=100) beantwortet wurde. Somit bildet die Meinung zum Nutzen der GKV die homogenste Antwortstruktur ab.

Tab. 3: Antworten zur Aussage: Patienten profitieren aus Ihrer Sicht von der FNB (n=99)

Patienten profitieren von FNB		Häufigkeit	Prozent	Gültige Prozente	Kumulierte Prozente
Gültig	stimme voll zu	23	23,0	23,2	23,2
	stimme eher zu	37	37,0	37,4	60,6
	stimme eher nicht zu	29	29,0	29,3	89,9
	stimme nicht zu	10	10,0	10,1	100,0
	Gesamt	99	99,0	100,0	
Fehlend	99	1	1,0		
Gesamt		100	100,0		

Insgesamt sieht nur etwas mehr als die Hälfte der Befragten (61%) in den Patienten einen Nutznießer der FNB. Mit 10% stimmen dieser Teilfrage die meisten Ärzte der Aussage „nicht zu". Der Patientenvorteil enthält unter allen Angaben die heterogensten Antworten. Diese Frage wurde nur von einem Befragten nicht beantwortet.

Tab. 4: Antworten zur Aussage: KBV/KVen profitieren aus Ihrer Sicht von der FNB (n=93)

KBV/KVen profitieren von FNB		Häufigkeit	Prozent	Gültige Prozente	Kumulierte Prozente
Gültig	stimme voll zu	18	18,0	19,4	19,4
	stimme eher zu	39	39,0	41,9	61,3
	stimme eher nicht zu	29	29,0	31,2	92,5
	stimme nicht zu	7	7,0	7,5	100,0
	Gesamt	93	93,0	100,0	
Fehlend	99	7	7,0		
Gesamt		100	100,0		

Auch hier sehen, ähnlich wie beim Patientennutzen, knapp 60% der Befragten die KBV/KVen als Nutznießer des Verfahrens, während mehr als 1/3 dieser Aussage nicht zustimmen. Mit 7 fehlenden Werten enthält diese Aussage 7% Antwortverweigerer, was in dieser Studie einen hohen Wert darstellt.

Tab. 5: Antworten zur Aussage: G-BA/die Politik profitiert aus Ihrer Sicht von der FNB (n=93)

G-BA/Politik profitiert von FNB					
		Häufigkeit	Prozent	Gültige Prozente	Kumulierte Prozente
Gültig	stimme voll zu	45	45,0	48,4	48,4
	stimme eher zu	30	30,0	32,3	80,6
	stimme eher nicht zu	14	14,0	15,1	95,7
	stimme nicht zu	4	4,0	4,3	100,0
	Gesamt	93	93,0	100,0	
Fehlend	99	7	7,0		
Gesamt		100	100,0		

Insgesamt sehen über 80% der Befragten den G-BA als Nutznießer der FNB. Auffällig ist hier die Antwortverweigererquote von ebenfalls 7% (wie bei der vorhergehenden Aussage), d.h. 7 fehlenden Werten.

Tab. 6: Antworten zur Aussage: IQWiG/Dritte mit der Nutzenbewertung beauftragte Institutionen profitieren aus Ihrer Sicht von der FNB (n=96)

IQWiG profitiert von FNB					
		Häufigkeit	Prozent	Gültige Prozente	Kumulierte Prozente
Gültig	stimme voll zu	54	54,0	56,3	56,3
	stimme eher zu	30	30,0	31,3	87,5
	stimme eher nicht zu	6	6,0	6,3	93,8
	stimme nicht zu	6	6,0	6,3	100,0
	Gesamt	96	96,0	100,0	
Fehlend	99	4	4,0		
Gesamt		100	100,0		

Mit über 87% stimmen die Befragten der Aussage des IQWiG als einem Nutznießer der FNB - nach der GKV - am zweit häufigsten zu. Bei dieser Frage gibt es 4 fehlende Werte.

Eine Interpretation der fehlenden Werte von Frage 2 erfolgt in Kapitel 5.

Antwortverteilung zu Frage 3: Aus welchen Quellen beziehen Sie Ihre Informationen von in der frühen Nutzenbewertung befindlichen Arzneimitteln bzw. abgeschlossenen Verfahren?

Tab. 7: Antworten zur Frage: Aus welchen Quellen beziehen Sie Ihre Informationen von in der FNB befindlichen AM bzw. abgeschlossenen Verfahren? (n=100)

		Häufigkeit	Prozent
Gültig	Ärztezeitung/Ärztezeitschriften	79	79
	Krankenkasse	15	15
	Eigenrecherche	38	38
	KV/KBV, BÄK	47	47
	pharmazeut. Industrie/ Pharmareferenten	74	74
	andere	7	7

Am häufigsten wird auf die Frage nach den Informationsquellen die Kombination aus Ärztezeitung/Zeitschrift, KV/KBV, BÄK und Pharmaindustrie angegeben (Tabelle Gesamtübersicht s. Anhang 2). Insgesamt liegt die Ärztezeitung mit 79% knapp vor der Pharmaindustrie mit 74%. Als andere Informationsquellen werden Fortbildungen/Kongresse, das Internet und das Arzneitelegramm genannt.

Antwortverteilung zu Frage 4: Wie wichtig ist die Nutzenbewertung neuer Arzneimittel (Zusatznutzen ggü. zweckmäßiger Vergleichstherapie) durch das IQWiG für Sie persönlich in Ihrer täglichen Therapieentscheidung?

Tab. 8: Antworten zur Frage: Wie wichtig ist die Nutzenbewertung neuer AM durch das IQWiG für Sie persönlich in Ihrer täglichen Therapieentscheidung? (n=99)

	Wichtigkeit FNB für tgl. Therapieentscheidung				
		Häufigkeit	Prozent	Gültige Prozente	Kumulierte Prozente
Gültig	sehr wichtig	13	13,0	13,1	13,1
	wichtig	36	36,0	36,4	49,5
	teils/teils	32	32,0	32,3	81,8
	weniger wichtig	14	14,0	14,1	96,0
	unwichtig	4	4,0	4,0	100,0
	Gesamt	99	99,0	100,0	
Fehlend	99	1	1,0		
Gesamt		100	100,0		

Die FNB ist für 50% der Befragten wichtig bis sehr wichtig für die tägliche Therapieentscheidung. Der Median liegt mit ca. 36% bei „wichtig", dicht gefolgt von 1/3 der Befragten, für die die FNB zum Teil wichtig ist. Für lediglich 4% spielt die FNB nach eigener Angabe keine Rolle bei der Therapieentscheidung.

Antwortverteilung zu Frage 5: Nutzen Sie die Subgruppenanalysen (ggf. unterschiedlicher Zusatznutzen für einzelne Patientengruppen) der Nutzenbewertung bei Ihrer Therapieentscheidung?

Tab. 9: Antworten zur Frage: Nutzen Sie die Subgruppenanalysen der Nutzenbewertung bei Ihrer Therapieentscheidung? (n=99)

Nutzung Subgruppenanalysen					
		Häufigkeit	Prozent	Gültige Prozente	Kumulierte Prozente
Gültig	ja	19	19,0	19,2	19,2
	nein	16	16,0	16,2	35,4
	manchmal	48	48,0	48,5	83,8
	nicht bekannt	16	16,0	16,2	100,0
	Gesamt	99	99,0	100,0	
Fehlend	99	1	1,0		
Gesamt		100	100,0		

Knapp 50% aller Befragten nutzen die Subgruppenanalysen gelegentlich bei der Therapieentscheidung, während nur 16% diese gar nicht bei der Entscheidungsfindung berücksichtigen. Ebenfalls 16% der Studienteilnehmer ist die Subgruppenanalyse nicht bekannt.

Antwortverteilung zu Frage 6: Haben Sie bereits von der frühen Nutzenbewertung in Ihrer täglichen Arbeit profitiert, wenn ja inwiefern?

Tab. 10: Antworten zur Frage: Haben Sie bereits von der FNB in Ihrer täglichen Arbeit profitiert, wenn ja inwiefern? (n=99)

bereits von FNB profitiert					
		Häufigkeit	Prozent	Gültige Prozente	Kumulierte Prozente
Gültig	nein	26	26,0	26,3	26,3
	leichtere Therapieentscheidung/ Arzneimittelauswahl	17	17,0	17,2	43,4
	bessere Patientenversorgung	3	3,0	3,0	46,5
	Sicherheit, wirtschaftliche AM einzusetzen	15	15,0	15,2	61,6
	leichtere Therapieentscheidung u. bessere Patientenversorgung	1	1,0	1,0	62,6
	leichtere Therapieentscheidung u. Sicherheit	19	19,0	19,2	81,8
	bessere Versorgung u. Sicherheit	5	5,0	5,1	86,9
	leichtere Therapieentscheidung u. bessere Versorgung u. Sicherheit	12	12,0	12,1	99,0
	Sicherheit u. sonstiges: Sicherheit für den Patienten	1	1,0	1,0	100,0
	Gesamt	99	99,0	100,0	
Fehlend	99	1	1,0		
Gesamt		100	100,0		

74% der Befragten haben von der FNB bereits in irgendeiner Form im Arbeitsalltag profitiert. Am häufigsten ist es mit 61 Antworten die Sicherheit, wirtschaftliche Arzneimittel einzusetzen, gefolgt von 49 Befragten, denen durch die FNB die Therapieentscheidung leichter gefallen ist. Eine bessere Versorgung der Patienten sehen nur 20 der Befragten als Vorteil und 1/4 hat nach eigenen Angaben noch gar nicht von der FNB profitiert.

Antwortverteilung zu Frage 7: Waren Sie schon einmal von einer frühen Nutzenbewertung negativ betroffen (verordnetes Arzneimittel wurde vom Markt genommen, Wirtschaftlichkeitsprüfung, Unsicherheit bei Verordnung, etc.)?

Tab. 11: Antworten zur Frage: Waren Sie schon einmal von einer FNB negativ betroffen (verordnetes
AM wurde vom Markt genommen, Wirtschaftlichkeitsprüfung, Unsicherheit bei Verordnung, etc.)?
(n=100)

		bereits von FNB negativ betroffen gewesen			
		Häufigkeit	Prozent	Gültige Prozente	Kumulierte Prozente
Gültig	nein	21	21,0	21,0	21,0
	ja	79	79,0	79,0	100,0
	Gesamt	100	100,0	100,0	

Fast 80% aller Studienteilnehmer sind schon einmal negativ von der FNB betroffen gewesen. Von diesen 79 Befragten haben daraufhin wiederum 80% das betroffene Arzneimittel nicht mehr eingesetzt und 12 Befragte nur noch teilweise.
Nur 2 Personen haben sich davon nicht beeindrucken lassen und haben das Arzneimittel weiterhin verordnet (Tabelle s. Anhang 3). Die Entscheidung, das betroffene AM nicht mehr einzusetzen, hat bei 68 der Befragten auch das Arzt-
Patienten-Verhältnis beeinflusst. Fast alle (66) mussten ihre Patienten umstellen
und jeweils 35 der Befragten waren gezwungen, sich daraufhin mit Fragen seitens
der Patienten zu ihren Medikamenten und sogar einem Hinterfragen der Medikati-
on/ Therapieentscheidung auseinander zu setzen. Bei 48 der Befragten stieß die
Umstellung auf Unverständnis beim Patienten oder sie waren sogar verärgert, wo-
raufhin bei 4 der Befragten die umgestellten Patienten nicht mehr wiedergekom-
men sind. Dass sie ihre Patienten infolge der Umstellung nicht mehr bestmöglich
versorgen konnten, beklagen immerhin 14 der befragten Ärzte. Ein Arzt merkte an
dieser Stelle an, dass er/sie einen sehr hohen Zeitaufwand für die Umstellung auf-
bringen musste (Tabelle s. Anhang 4).

Antwortverteilung zu Frage 8: Wie stark fühlen Sie sich durch die Ergebnisse der frühen Nutzenbewertung in Ihrem täglichen Verordnungsverhalten beeinflusst?

Tab. 12: Antworten zur Frage: Wie stark fühlen Sie sich durch die Ergebnisse der FNB in Ihrem täglichen Verordnungsverhalten beeinflusst? (n=100)

		wie stark durch FNB in Verordnung beeinflusst			
		Häufigkeit	Prozent	Gültige Prozente	Kumulierte Prozente
Gültig	sehr stark	4	4,0	4,0	4,0
	stark	23	23,0	23,0	27,0
	mittelmäßig	47	47,0	47,0	74,0
	wenig	22	22,0	22,0	96,0
	gar nicht	4	4,0	4,0	100,0
	Gesamt	100	100,0	100,0	

Etwa ¼ der Befragten fühlen sich sehr stark bis stark durch die FNB beeinflusst, fast die Hälfte mittelmäßig und nur 4% fühlen sich dadurch gar nicht in ihrem Verordnungsverhalten beeinflusst.

Antwortverteilung zu Frage 9: Welchen subjektiven Vorteil ziehen Sie aus der frühen Nutzenbewertung?

Tab. 13: Antworten zur Frage: Welchen subjektiven Vorteil ziehen Sie aus der FNB? (n=100)

		Häufigkeit	Prozent
Gültig	hilfreiche Unterstützung bei AM-Auswahl	52	52
	bessere Wirksamkeit	40	40
	besseres Nebenwirkungsprofil	28	28
	höhere Compliance	9	9
	patientenindividuellere Therapie	13	13
	Budgetschonung	57	57
	Sicherheit bei Therapieentscheidung	60	60
	keinen	11	11
	Gesamt	100	

Für über die Hälfte der Befragten stellen die Sicherheit bei der Therapieentscheidung gegenüber der GKV/KV und die damit zu erwartende Budgetschonung im Sinne einer wirtschaftlichen Verordnungsweise bzw. die Vermeidung von Regressen einen Vorteil dar. Somit sind den befragten Ärzten die finanziellen Aspekte besonders wichtig. Immerhin ca. 10% sehen keinen Vorteil für sich durch die FNB.

Antwortverteilung zur Frage 10: Wie ist Ihre persönliche Meinung/Einstellung zur frühen Nutzenbewertung?

Tab. 14: Antworten zur Frage: Wie ist Ihre persönliche Meinung/Einstellung zur FNB? (n=99)

persönliche Meinung zur FNB					
		Häufigkeit	Prozent	Gültige Prozente	Kumulierte Prozente
Gültig	sehr positiv	7	7,0	7,1	7,1
	eher positiv	46	46,0	46,5	53,5
	neutral	28	28,0	28,3	81,8
	eher negativ	12	12,0	12,1	93,9
	sehr negativ	3	3,0	3,0	97,0
	weiß nicht	3	3,0	3,0	100,0
	Gesamt	99	99,0	100,0	
Fehlend	99	1	1,0		
Gesamt		100	100,0		

Über die Hälfte der Befragten (54%) hat eine positive Meinung zur FNB und nur ca. 15% eine negative Meinung. 3 Studienteilnehmer sind unentschlossen und ein Befragter gab keine Antwort.

Zusammenfassend bleibt festzuhalten, dass es nur bei den folgenden fünf Fragen keine Antwortverweigerer gibt: „GKV profitiert von FNB", „genutzte Informationsquellen", „negative Betroffenheit durch FNB", „Stärke der Beeinflussung durch FNB" und „subjektiver Vorteil aus FNB". Bei der offenen Frage nach den Konsequenzen, die aus der FNB gezogen werden, gibt es 42 Antworten (s. Anhang 5) und bei der letzten Frage (sonstige Anmerkungen) haben 19 Befragte einen Kommentar geschrieben. Die Antworten zu den beiden offenen Fragen ergeben folgendes Bild.

Antworten zur Frage: Welche Konsequenzen ergeben sich daraus für Sie? (Bezug zur vorhergehenden Frage nach dem subjektiven Vorteil.)
Während sich für 5 der Befragten „keine" bzw. „keine speziellen" Konsequenzen aus der FNB ergeben, gibt ein Arzt an, sich „mehr mit diesem Thema beschäftigen

zu wollen". Ebenso erhöht sich aus Sicht der Teilnehmer durch die FNB ihre Sicherheit und ein Kollege schließt daraus, dass er „ständig aktuell informiert sein" sollte. Für einen Befragten stellt die FNB „Unübersichtlichkeit und Chaos" dar und es kommt der Wunsch auf, „kurze Informationen automatisch zu erhalten und nicht erst auf die Suche gehen zu müssen". Ob und welche Möglichkeiten es gibt, diese Anregung in die Tat umzusetzen, wird in Kapitel 6 besprochen. Mögliche Gründe für die bisherige eher geringe Auseinandersetzung mit der FNB und den damit verbundenen Chancen kommen von den Studienteilnehmern selbst: Ein Arzt stellt fest, dass die „FNB grundsätzlich sinnvoll und hilfreich ist, jedoch die IQWiG-Entscheidungen für ihn intransparent und wissenschaftlich nicht nachzuvollziehen" sind. Andere Kollegen vertreten hier die Ansicht, dass die „individuelle Erfahrung" genügt und die „Zulassungsstudien" bzw. die „Orientierung an den wissenschaftlichen Originalstudien" oder aber das „Arzneimitteltelegramm" ausreichend sind. Für einen der befragten Ärzte ist die FNB sogar gänzlich „überflüssig" und ein Arzt hat bereits resigniert: „Kann ja eh nichts dran ändern.". Einige Ärzte sehen die FNB jedoch auch als „sinnvolles Vorgehen", das zu einer „Vereinfachung der Therapieentscheidung" führt und einen „sicheren Umgang bzw. eine einfachere Entscheidung für ein Produkt" ermöglicht. Diese Zweischneidigkeit im Umgang mit der FNB spiegelt sich auch bei den Ergebnissen zu den Fragen zur Wichtigkeit, Beeinflussung und Einstellung wider (s. Tabelle 8, 12 und 14).

Von den insgesamt 42 gegebenen Antworten auf die Frage nach den Konsequenzen beinhaltet der Großteil einen der beiden Themenkomplexe Patientenumstellung (7x genannt) oder Regressvermeidung (5x angegeben), welche beide Gruppen durch ein „zurückhaltendes Verordnungsverhalten bei neuen Medikamenten" (sinngemäß 7x als Antwort gegeben) umsetzen. Diese freien Antworten bestätigen die in Frage 6 (bereits von FNB profitiert) und 9 (subjektiver Vorteil) gegebenen Antworten (s. Tabelle 10 und Tabelle 13). Die Umstellung von Patienten, die u.U. auch mit einem hohen Zeitaufwand verbunden ist, ist bei fast jedem befragten Arzt schon einmal vorgekommen (s. Anhang 4) und wird von manchen als „Einschränkung der Therapiemöglichkeiten" empfunden. Einige Befragte merken an, dass durch die FNB „sinnvolle und gute Arzneimittel vom Markt verschwinden" und es aus der Sicht der Ärzte nicht immer eine adäquate Alternative gibt (v.a. bezüglich „Nebenwirkungen" und „Wirksamkeit"). Als Konsequenz darauf warten die Ärzte beim Einsatz von neuen Arzneimitteln zukünftig lieber das komplette Verfahren ab, selbst wenn sie die „Verbesserung der patientenindividuellen Therapie" für sich selbst in der Vergangenheit bei Neueinführungen gesehen haben. Hier spielt die Sicherheit für den Arzt eine entscheidende Rolle, sowohl in Bezug auf mögliche Umstellungen als auch auf die Vermeidung von Regressen, da sich bereits knapp 80% der befragten Ärzte mit den negativen Folgen der FNB auseinandersetzen mussten (Vgl. Tabelle 11).

Antworten zur Frage: Was den Ärzten sonst noch wichtig ist (s. Anhang 6).
Manche Ärzte sehen in der jetzigen FNB eine „Fehlallokation von begrenzten Ressourcen". Ihrer Ansicht nach sollten die „Mittel statt für die Nutzenbewertung fürs Arzneimittelbudget genutzt" werden oder zumindest sollte das Budget den „hohen Preisen angepasst werden", damit die Patienten z.B. wie im Fall von Vildagliptin „die Differenz nicht selber zahlen" müssten. Ein Arzt sieht sogar die Pharmaindustrie in der Pflicht, „den Zusatznutzen zu beurteilen, um das teure IQWiG zu sparen". Ebenso ist ein Arzt der Ansicht, dass „für Arzneimittel ohne Zusatznutzen kein Geld aus dem Gesundheitstopf fließen muss".
Ein anderer Arzt hat den „Verdacht, dass die finanziellen Interessen der GKV im Vordergrund stehen" und stellt die Frage, „Ob das IQWiG wirklich neutral ist?". Diese Meinung wird von einem weiteren Arzt unterstützt, der die Bewertung als „lobbybeeinflusst und teils nicht nachvollziehbar (im Vergleich zu den USA)" sieht. Ein anderer Arzt hat in diesem Zusammenhang angemerkt, dass der FNB ein „fairer Vergleich/Bewertung" zugrunde liegen müsste/sollte, da sie „ansonsten negativ" zu bewerten ist.
Andere Stimmen sehen den Bewertungszeitraum von einem Jahr als zu gering an, da sich bspw. „die Wirksamkeit vieler Arzneimittel erst später zeigt" und es wird die FNB von Bestandsmarktarzneimitteln kritisiert: „Es ist für mich keine FNB, wenn ein Arzneimittel schon mehrere Jahre auf dem Markt ist, dann sollte es gar nicht erst zugelassen werden." Die „FNB ist bei neuen Arzneimitteln sinnvoll, bei etablierten und gut verträglichen Arzneimitteln hingegen unsinnig". Wenn ein Patient „gut eingestellt ist, sollte er nicht umgestellt werden müssen". Durch die FNB sind nach Meinung der Ärzte auch „zum Teil gute Präparate betroffen", indem nach ihrer Erfahrung „effiziente Arzneimittel negativ bewertet" werden.

Es gibt aber auch positive Stimmen (n=3), die die Meinung vertreten, dass die FNB eine „sinnvolle Maßnahme zur objektiven, pharmaunabhängigen Beurteilung von Arzneimitteln" ist, „mit Patientennutzen" und der Möglichkeit „Geld zu sparen"/ „Kosten zu reduzieren". Etwas radikaler wird dies durch folgende Äußerung unterstützt, wonach die „Ressourcen der Basismedizin nicht weiter durch Innovationen geschmälert werden sollten, da wir uns nicht jede Verbesserung der Arzneimittelversorgung leisten können". Ähnlich direkt ist die Äußerung, dass „leider die bestmögliche Patientenversorgung nicht der Versorgungsauftrag des Vertragsarztes nach SGB V ist".

Von den befragten Ärzten kommen aber auch konstruktive und vor allem in die Praxis umsetzbare Lösungsvorschläge, wie man „bei dem täglichen Stress als niedergelassener Arzt und der erheblichen Schreibarbeit" und der damit verbundenen „wenigen Zeit sich mit dem Thema zu beschäftigen", trotzdem wichtige Informationen der FNB wahrnehmen und nutzen kann. So ist „eine bessere Publikation in den entsprechenden Ärztezeitschriften" ein erster Weg. Ein Arzt schlägt ein „übersichtliches und schnell zugängliches Portal, z.B. in Medikamentenlisten mittels Bewertung durch Symbole" vor.

4.2 Testung der Hypothesen

Im folgenden Abschnitt werden die in Kapitel 2 aufgestellten Hypothesen anhand der Daten überprüft. Nähere Informationen zur angewendeten Methode (Testverfahren etc.) sind im Kapitel 3 erläutert.

4.2.1 Generelle Hypothesen

Die ersten beiden Hypothesen gehen auf die Äußerungen des BMG zurück. Hypothese 1:

- Die Ärzteschaft profitiert aus ihrer Sicht von der FNB.

Hierzu werden die Antworten von Frage 2 (Ärzte profitieren von der FNB) herangezogen.

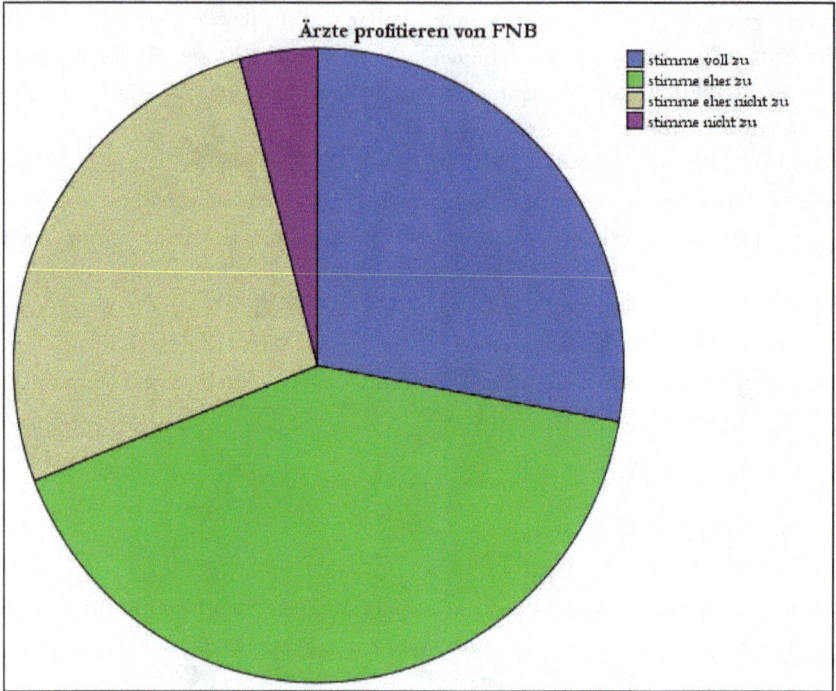

Ärzte profitieren von FNB

- stimme voll zu
- stimme eher zu
- stimme eher nicht zu
- stimme nicht zu

Abb. 3: Antworten Ärzte profitieren von FNB (n=97)

Diese Hypothese kann mit 70% Zustimmung der Ärzte bestätigt werden (s. Tabelle 1).

Die zweite generelle Hypothese befasst sich mit der Sicht der Ärzte auf die Patienten und deren Vorteile durch die FNB.

- Die Patienten profitieren – aus Sicht der Ärzte – von der FNB.

Zur Überprüfung werden die Antworten von Frage 2 (Patienten profitieren von der FNB) ausgewertet.

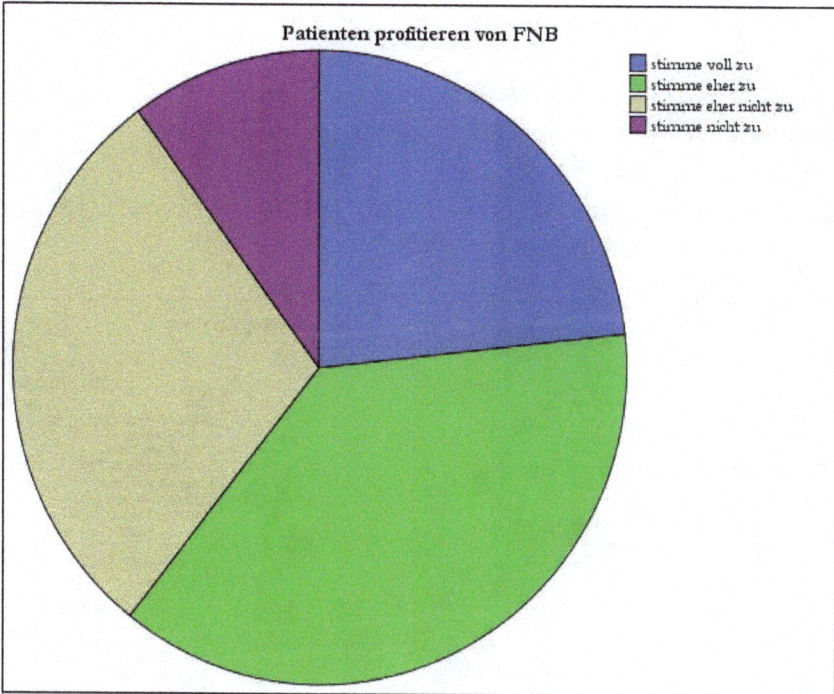

Patienten profitieren von FNB

Legend:
- stimme voll zu
- stimme eher zu
- stimme eher nicht zu
- stimme nicht zu

Abb. 4: Patienten profitieren von FNB (n=98)

Auch diese Hypothese kann mit 60% Zustimmung der Befragten – wenn auch knapp – bestätigt werden (s. Tabelle 3).

Zusammengefasst sehen die Ärzte sowohl für sich selbst, als auch für ihre Patienten einen Vorteil in der FNB, wenn auch in unterschiedlicher Ausprägung.

4.2.2 Hypothesen zum Wissensstand der Ärzte

In diesem Abschnitt wird das Wissen der Ärzte über und die bisherige Auseinandersetzung mit der FNB anhand der nachfolgenden Hypothesen geprüft:

- Wer sich mit der FNB beschäftigt hat, nutzt eher unabhängige Quellen (KBV, Eigenrecherche, andere) für die Informationssuche.

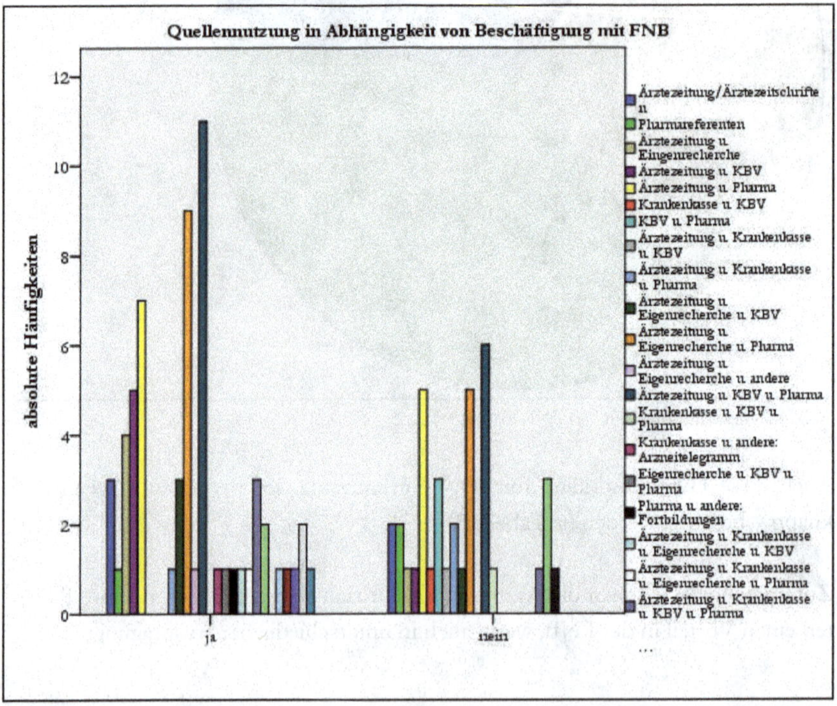

Abb. 5: Nutzung versch. Informationsquellen in Abhängigkeit von der Beschäftigung mit der FNB (n=97)

Zur Überprüfung dieser Hypothese gibt es 97 gültige Antworten. Es besteht ein starker Zusammenhang zwischen den beiden Variablen „Beschäftigung mit FNB" und den „Informationsquellen" mit Cramers V^2=0,504. Dieser ist jedoch nicht sta-

---

[2] Cramers V: nimmt Werte im Intervall zwischen 0 und 1 an. 0 steht dabei für statistische Unabhängigkeit und 1 für vollkommene statistische Abhängigkeit.

tistisch signifikant (p=0,537). Ärzte, die sich nicht mit der FNB befasst haben, geben fast immer die Pharmareferenten als Quelle an (83%), dicht gefolgt von der Ärztezeitung/Ärztezeitschrift mit 80%, sowie zu 50% die KBV und zu 28% Eigenrecherche. Die Befragten, die sich bereits mit der FNB beschäftigt haben, nutzen zu 46% die KBV und zu 44% Eigenrecherche sowie 5 von ihnen das Internet bzw. Arzneitelegramm. Jedoch nutzen auch 92% dieser Ärzte die Ärztezeitung/Ärztezeitschriften und 69% die Pharmareferenten. Zusammenfassend kann die Hypothese teilweise bestätigt werden bzgl. der Informationsquellen Pharmareferenten (als nicht-neutrale Quelle bei den Ärzten, die sich bisher nicht näher mit der FNB befasst haben) und der Eigenrecherche - als unabhängige Quelle für die Ärzte, die sich mit der FNB näher beschäftigt haben (s. Anhang 7). Dieses Ergebnis ist jedoch nicht signifikant.

In der zweiten Hypothese wird der Zusammenhang zwischen persönlicher negativer Betroffenheit und der Beschäftigung mit der FNB geprüft:

- Wer negativ betroffen war, hat sich nicht mit der FNB beschäftigt.

Tab. 15: Beschäftigung mit FNB in Abhängigkeit zur negativen Betroffenheit (n=97)

bereits von FNB negativ betroffen gewesen * frühe Nutzenbewertung Kreuztabelle				
Anzahl				
		frühe Nutzenbewertung		
		ja	nein	Gesamt
bereits von FNB negativ betroffen gewesen	nein	13	8	21
	ja	48	28	76
Gesamt		61	36	97

Für diese Hypothese können 97 gültige Fälle mit einbezogen werden. Cramers V ergibt 0,011 (p=0,916). D.h. es besteht kein statistischer Zusammenhang zwischen beiden Merkmalen in der gezogenen Stichprobe. Da die Irrtumswahrscheinlichkeit bei 92% liegt, kann der tatsächliche Zusammenhang unter Zuhilfenahme der erhobenen Daten jedoch nicht beurteilt werden (s. Anhang 8). Aufgrund der hohen Irrtumswahrscheinlichkeit kann keine allgemein gültige Widerlegung oder Bestätigung der Hypothese getroffen werden. Um die grundsätzliche Frage nach dem Zusammenhang zwischen der Beschäftigung mit der FNB und den bisher gesammelten Erfahrungen zu klären, werden die zu testenden Variablen angepasst: Im Folgenden werden die Variablen „Beschäftigung mit FNB" und „bereits von FNB profitiert" analysiert. Auch zwischen diesen beiden Variablen besteht mit Cramers V=0,142 und p=0,163 kein statistisch signifikanter Zusammenhang (s. Anhang 9). Es kann also davon ausgegangen werden, dass es egal ist, ob man bereits von der FNB profitiert hat oder negativ betroffen war und sich dabei näher mit der FNB befasst hat oder auch nicht. Anzumerken ist an dieser Stelle, dass die Variablen „profitiert von" und „negativ betroffen von" der FNB in der gegebenen Stichprobe statistisch unabhängig voneinander sind (Cramers V=0,14, p=0,165), da gerade hier eine hohe Abhängigkeit beider Variablen im Sinne eines „entweder … oder" zu vermuten gewesen wäre (s. Anhang 10).

Die dritte Hypothese in diesem Abschnitt zielt auf die Wahrnehmung von Subgruppenanalysen ab:

- Wenn einem Arzt die FNB wichtig ist, dann werden Subgruppenanalysen genutzt und umgekehrt.

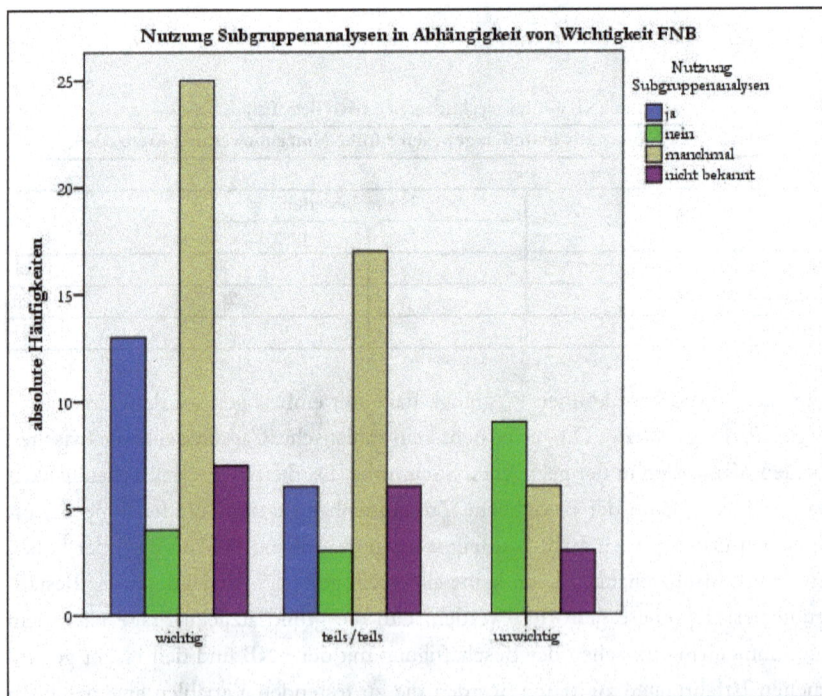

Abb. 6: Nutzung von Subgruppenanalysen in Abhängigkeit von der Wichtigkeit der FNB (n=99)

Es besteht mit Cramers V=0,331 ein statistisch signifikanter Zusammenhang zwischen beiden Variablen. So nutzen Ärzte, denen die FNB wichtig ist Subgruppenanalysen (wenn auch nur manchmal) für ihre Therapieentscheidung (78%). Ärzte, für die die FNB unwichtig ist, nutzen nie regelmäßig Subgruppenanalysen, aber immerhin knapp 1/3 von ihnen gelegentlich. Diese Hypothese kann mit einer hohen Wahrscheinlichkeit (p=0,001) bestätigt werden. Erklärungsbedürftig ist die Tatsache, dass 14% der Ärzte, denen die FNB wichtig ist, nicht wissen, dass es Subgruppenanalysen zum Zusatznutzen für einzelne Patientengruppen gibt (s. Anhang 11). Näheres hierzu folgt in Kapitel 5.

Als Zwischenfazit kann festgehalten werden, dass die vorliegenden Daten dafür sprechen, dass es ein Wissensdefizit bezüglich der FNB und den mit ihr verbundenen Nutzungsmöglichkeiten gibt. Es ist auf den Zusammenhang von Cramers V=0,399 (p=0,002) zwischen der Beschäftigung mit der FNB und der Nutzung von Subgruppenanalysen (s. Anhang 12) hinzuweisen. Dieser fällt jedoch geringer aus, als zu vermuten wäre und unterstützt die Annahme, dass es trotz vorhandener Grundkenntnisse noch Informationsbedarf auf Seiten der Ärzteschaft gibt. Zusammenfassend kann nur jeweils eine der 3 Hypothesen zum Wissensstand klar bestätigt und eine widerlegt werden.

4.2.3 Hypothesen zur Einstellung der Ärzte

Dieser Abschnitt untersucht die 4 Hypothesen zur Einstellung der Ärzte gegenüber der FNB.

Hypothese 1: negative Einstellung

- Wer schon einmal von der FNB negativ betroffen war, hat auch eine negative Einstellung zum Verfahren.

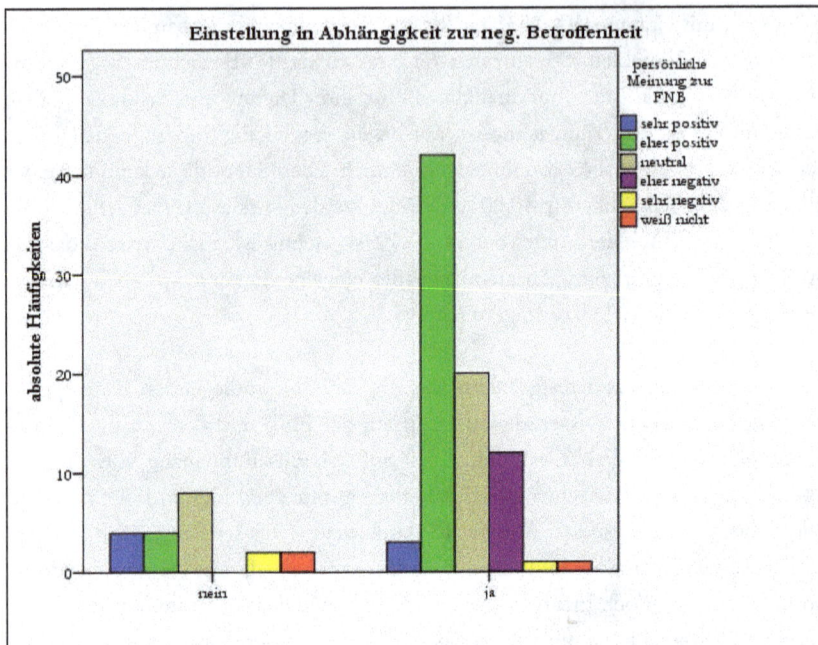

Abb. 7: Einstellung ggü. FNB in Abhängigkeit zur negativen Betroffenheit (n=99)

Es gibt einen hoch signifikanten (p=0,001) statistischen Zusammenhang zwischen der negativen Betroffenheit von der FNB mit der dazugehörigen Einstellung (Cramers V=0,471). Dieser fällt aber anders aus als vermutet. So führt die negative Betroffenheit nicht zu einer negativen, sondern zu einer positiven Einstellung gegenüber der FNB. D.h. obwohl knapp 80% der Befragten bereits einmal aus ihrer Sicht schlechte Erfahrungen mit der FNB gesammelt haben, ist über die Hälfte von ihnen der FNB trotzdem eher positiv gegenüber eingestellt (Tabellen s. Anhang 13). Die aufgestellte Hypothese ist damit anhand der Daten widerlegt.

Hypothese 2: positive Einstellung

- Wer aus seiner Sicht von der FNB profitiert, hat eine positive Einstellung zum Verfahren.

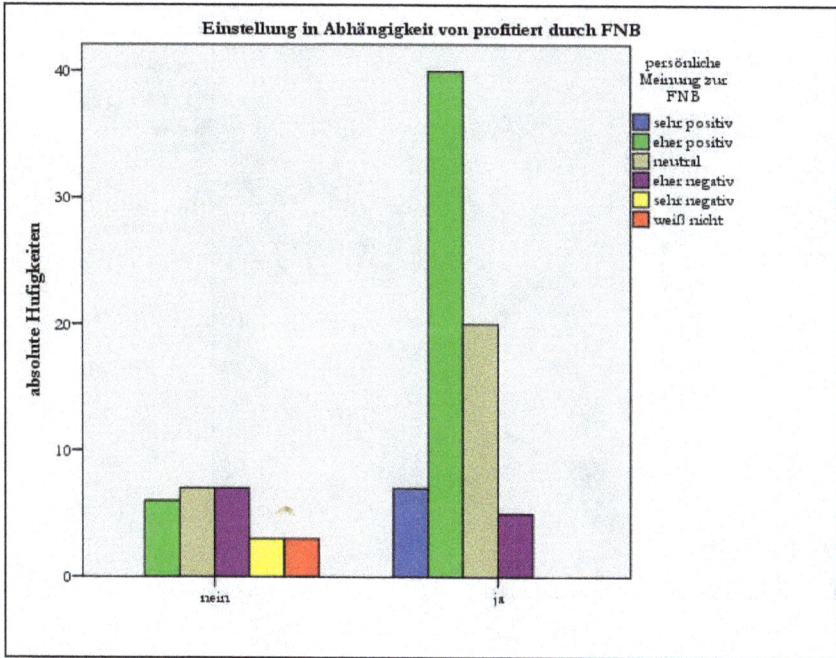

Abb. 8: Einstellung ggü. FNB in Abhängigkeit von profitiert durch FNB (n=98)

Diese Hypothese kann eindeutig bestätigt werden. Mit einer Signifikanz von p=0,000 besteht hier der bisher größte statistische Zusammenhang (Cramers V=0,550) zwischen zwei Variablen (Tabellen s. Anhang 14). Die positive Einstellung gegenüber der FNB korreliert demnach stark mit der Tatsache bereits von ihr in irgendeiner Art und Weise profitiert zu haben. Festzuhalten ist ebenfalls, dass alle Studienteilnehmer, die von der FNB profitiert haben, auch eine (überwiegend) positive bis neutrale Einstellung zum Verfahren haben und nur bei den Befragten, die noch nicht von der FNB profitiert haben, einige dabei sind, die sich noch keine Meinung dazu gebildet haben.

Hypothese 3: neutrale Einstellung

- Wer keinen subjektiven Vorteil in der FNB sieht, hat eine neutrale Einstellung zum Verfahren.

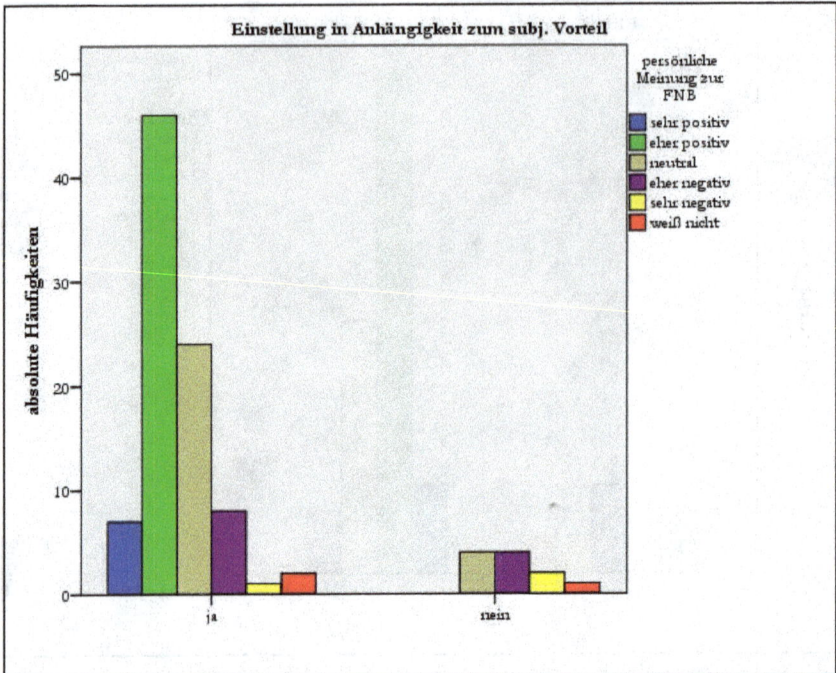

Abb. 9: Einstellung ggü. FNB in Abhängigkeit zum subjektiven Vorteil (n=99)

Auch zwischen diesen beiden Variablen gibt es einen starken Zusammenhang (Cramers V=0,490), der statistisch signifikant (p=0,000) ist (Tabellen s. Anhang 15). D.h. wenn jemand einen subjektiven Vorteil für sich sieht, hat er/sie auch eine positivere Meinung zur FNB. Da die Teilnehmer, die keinen subjektiven Vorteil in der FNB für sich sehen zu gleichen Teilen (je 36%) eine neutrale und eher negative Einstellung haben, kann diese Hypothese nicht zuletzt aufgrund der geringen Fallzahl (n=11), der Personen, die keinen subjektiven Vorteil für sich sehen, nicht bestätigt werden. Auffällig ist jedoch, dass niemand aus dieser Gruppe, eine positive Einstellung zur FNB besitzt. Als Erkenntnis bleibt, dass wer keinen subjektiven Vorteil hat, offenbar auch keine positive Meinung zur FNB vertritt.

Hypothese 4: negative Einstellung

- Wer die GKV/Krankenkassen als Profiteur der FNB sieht, hat eine negative Einstellung zum Verfahren.

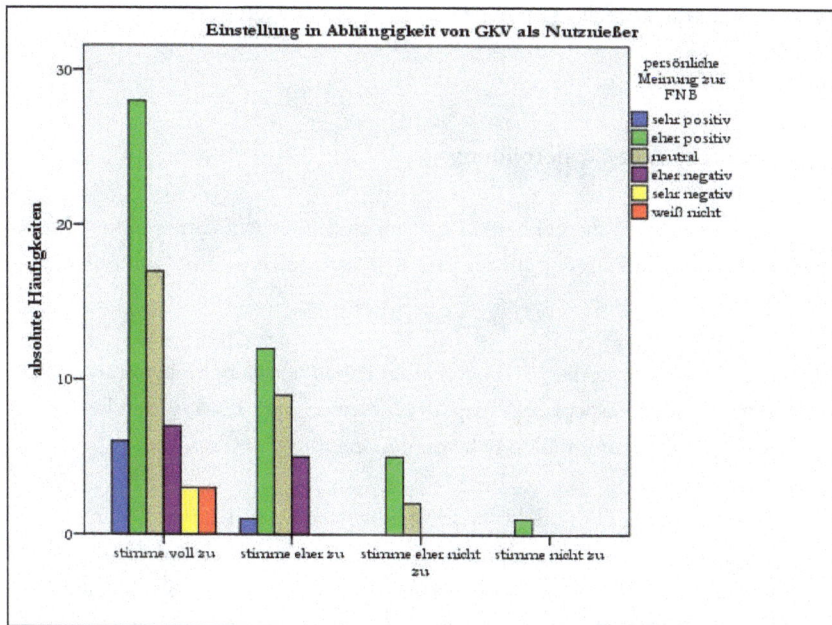

Abb. 10: Einstellung ggü. FNB in Abhängigkeit zur GKV als Profiteur (n=99)

Zu dieser Hypothese ist keine statistisch signifikante Aussage möglich (p=0,681). Es besteht ein minimal negativer Zusammenhang von Gamma $(\gamma)^3$=-0,060 zwischen beiden Variablen, dieser ist jedoch zu gering, um die Hypothese zu belegen (Tabellen s. Anhang 16). D.h. aufgrund der vorliegenden Daten kann nicht davon ausgegangen werden, dass von einer Zustimmung der GKV als Nutznießer der FNB auf eine negative Einstellung geschlossen werden darf. Als Erklärung kann hier die zu geringe Fallzahl von Befragten gesehen werden, die der Frage 2 nicht zugestimmt haben (n=8/8%).

---

[3] Gamma/γ misst Stärke und Richtung einer monoton steigenden oder fallenden Beziehung (Kontingenz) zwischen zwei ordinalen Merkmalen und kann Werte zwischen -1 und 1 annehmen.

Bezüglich der Hypothesen zur Einstellung kann insgesamt festgehalten werden, dass nur eine von ihnen mit Hilfe der erhobenen Daten eindeutig bestätigt werden konnte. Zwei der Hypothesen konnten in der gegebenen Fragestellung nicht bestätigt werden, da die Zusammenhänge anders als vermutet sind. Bei einer der Hypothesen erlaubt die Datenlage keine eindeutige Schlussfolgerung.

4.2.4 Hypothese zur Clusterbildung

Im Folgenden werden die befragten Ärzte anhand ihrer Antworten in verschiedene Cluster unterteilt. Laut der in Kapitel 2 aufgestellten Hypothese gibt es folgende drei Cluster:

a) Ärzte, die sich mit der FNB beschäftigt haben und Subgruppenanalysen nutzen, mit stark ausgeprägter (negativer) Meinung zur FNB, waren bereits negativ betroffen und fühlen sich von ihr beeinflusst

b) Ärzte, die nicht über die FNB Bescheid wissen bzw. sich vorab nicht mit ihr beschäftigt haben, widersprüchliche Angaben machen (z.B. finden FNB wichtig, aber sich selbst nicht beeinflusst) und eine neutrale Meinung zur FNB vertreten, da sie aufgrund des fehlenden Wissens bisher noch nicht (bewusst) von der FNB betroffen waren

c) resignierte Ärzte, die sich unabhängig davon, ob sie sich intensiv mit der FNB befasst haben, bereits negativ betroffen waren und sich stark beeinflusst fühlen, ihre Meinung zur FNB ist jedoch eher gemäßigt und die FNB ist für ihre Therapieentscheidung nicht wichtig

Tab. 16: Aussagenverteilung der 3 Ärztecluster bezüglich der zu prüfenden Hypothesen (grün: trifft auf Hypothese zu, rot: entspricht nicht der Hypothese)

Clusterzentren der endgültigen Lösung			
	Cluster		
	1 (b) n= 24	2 (c) n= 54	3 (a) n= 22
frühe Nutzenbewertung	2 (nein)	1 (ja)	1 (ja)
Wichtigkeit FNB für tgl. Therapieentscheidung	4 (weniger wichtig)	2 (wichtig)	2 (wichtig)
Nutzung Subgruppenanalysen	3 (manchmal)	3 (manchmal)	1 (ja)
persönliche Meinung zur FNB	4 (eher negativ)	2 (eher positiv)	2 (eher positiv)
wie stark durch FNB in Verordnung beeinflusst	3 (mittelmäßig)	3 (mittelmäßig)	3 (mittelmäßig)
bereits von FNB negativ betroffen gewesen	2 (ja)	2 (ja)	2 (ja)

Die Clusteranalyse auf Grundlage der geprüften Hypothese ergibt kein klares Ergebnis, da die Antworten der herangezogenen Variablen in den drei Clustern zu ähnlich waren, bzw. nicht für die aufgestellte Theorie (v.a. Cluster b) sprechen. Die Hypothese kann somit nicht bestätigt werden. Eine Auswertung in drei Gruppen anhand der in Tabelle 16 stehenden Variablen ist damit aufgrund der erhobenen Daten nicht zweckmäßig und zielführend. Im Kapitel 5 wird für die Diskussion eine angepasste Clusterung vorgenommen.

Zusammenfassend kann festgehalten werden, dass mittels der erhobenen Daten nicht alle Hypothesen überprüft werden können. Von den 10 aufgestellten Hypothesen können nur 4 bestätigt und 5 widerlegt werden. Bei einer ist keine klare Aussage möglich. Eine tiefergehende Diskussion der in diesem Kapitel dargestellten Ergebnisse erfolgt im 5. Kapitel.

5. Diskussion der Ergebnisse

Dieses Kapitel nimmt eine detaillierte Interpretation der Ergebnisse vor. Grundsätzlich beinhalten die erhobenen Daten wenige „Ausreißer". Damit sind die Antworten gemeint, die eine starke Ausprägung aufweisen und damit deutlich vom Median abweichen. Die Antworten bei den ordinal-skalierten Fragen bewegen sich vorrangig im mittleren Bereich und streuen kaum in die Extremantworten. Ein möglicher Erklärungsansatz dafür ist in dem teilweise erkennbaren Desinteresse und/oder begrenzten Kenntnissen des befragten Ärzteklientel bezüglich (der Vorteile) der FNB zu sehen. Ein weiterer liegt in der fehlenden Zeit, sich im Arbeitsalltag näher mit den Regelungen des AMNOG und der FNB auseinander zu setzen. Untermauert wird diese Annahme durch die Antworten der offenen Frage nach den Konsequenzen, die aus der FNB gezogen werden (s. Anhang 5).
Im Folgenden sind einige in Kapitel 4 aufgetretene Besonderheiten zu diskutieren.

5.1 Fragen im Zusammenhang mit den Ergebnissen

Frage 2 des Fragebogens: Wer profitiert aus Ihrer Sicht von der FNB?
Bei den Teilfragen dieser Frage gibt es besonders viele fehlende Antworten. Eine Interpretation der fehlenden Werte sowie eine Auswertung der möglichen Zusammenhänge mit der Variable „Beschäftigung mit der FNB" ergibt Folgendes: Insgesamt haben 12 Befragte (12%) bei mindestens einer der Teilfragen keine Antwort gegeben. Von diesen 12 haben 8 (2/3) angegeben, sich noch nicht näher mit der FNB befasst zu haben. 3 haben die erste Frage bejaht und eine Person hat sowohl bei Frage 1 als auch bei einer Teilfrage von 2 keine Antwort gegeben. Hieraus kann geschlussfolgert werden, dass die fehlende Auseinandersetzung mit der FNB zu den fehlenden Werten geführt hat, da die Befragten schlichtweg nichts dazu sagen können bzw. mangels Interesse keine Meinung dazu haben. Die 3 Befragten, die sich nach eigenen Angaben bereits mit der FNB beschäftigt und 2 bzw. 3 Teilfragen nicht beantwortet haben, legen die Vermutung nahe, dass die erste Frage nach sozialer Erwünschtheit mit „ja" beantwortet wurde und ihr tatsächliches Wissen über die FNB nicht mit ihrer gegebenen Antwort übereinstimmt. Als Konsequenz sind die Angaben dieser 3 Befragten auf der einen Seite mit Vorbehalt bezüglich ihrer Zuverlässigkeit zu betrachten, andererseits können

sie einen wichtigen Indikator für die Realitätsabbildung liefern, da sich aufgrund der Erfahrungen bei der Studienteilnehmerrekrutierung bei vielen der angesprochenen – nicht teilnehmenden – Ärzte deutliche Defizite bezüglich des Wissens zur FNB und dem AMNOG gezeigt haben.

Eine weitere Frage, die sich in diesem Zusammenhang stellt, ist die Assoziation zwischen Frage 1 (Beschäftigung mit FNB) und den fehlenden Werten bei Frage 2 (Wer profitiert von FNB): KBV und G-BA. Es gibt 10 Fälle, bei denen eine oder beide Teilfragen von Frage 2 nicht beantwortet wurden. Hier ist tiefergehendes Wissen bzgl. der Zusammenhänge der FNB zur Beantwortung erforderlich. 60% der Betroffenen gaben bei Frage 1 „ja" an, was zu bezweifeln ist (s. Anhang 17). Bei diesen 6 Fällen kann davon ausgegangen werden, dass ihre Antworten insgesamt vielleicht geschönt sind und sie eventuell sozial erwünscht geantwortet haben.

Frage 3: Aus welchen Quellen beziehen Sie Ihre Informationen von in der FNB befindlichen Arzneimitteln bzw. abgeschlossenen Verfahren?
Bei dieser Frage fällt der hohe Anteil an „Pharmaindustrie" als genannte Quelle bei 74% der Befragten auf. Dieser hohe Wert lässt sich durch die gezogene Stichprobe (s. Kapitel 3 Material) erklären und kann wie die anderen Ergebnisse zu den Informationsquellen nicht als repräsentativ für die Grundgesamtheit angesehen werden. Grundsätzlich sind hier häufigere Nennungen von wissenschaftlichen Kongressen und anderen unabhängigen Quellen zu vermuten. Da die Stichprobe jedoch nur pharmazugewandte Ärzte beinhaltet, zeigen sich die Ergebnisse wie in Kapitel 4 dargestellt.

Frage 5: Nutzen Sie die Subgruppenanalysen der Nutzenbewertung bei Ihrer Therapieentscheidung?
Generell ist die Subgruppenanalyse kaum bekannt und ihre Konsequenzen werden daher auch bei der Verordnung nicht berücksichtigt. So kommt an dieser Stelle die Frage auf, ob es einen Zusammenhang zwischen der Nutzung von Subgruppenanalysen und der Frage 1 (Beschäftigung mit FNB) gibt: Das Maß von Cramer (Cramers V) als Assoziationskoeffizient ist gleich 0,399 und spricht damit eindeutig für einen statistischen Zusammenhang zwischen der Beschäftigung mit der FNB und der Nutzung von Subgruppenanalysen. D.h. wer sich bereits mit der FNB befasst hat, nutzt auch die Subgruppenanalysen und umgekehrt. Die näherungsweise Signifikanz für diesen Zusammenhang liegt mit p=0,002 sehr hoch.

Die Irrtumswahrscheinlichkeit des Zusammenhangs liegt damit bei nur 0,2% (Tabellen s. Anhang 12). Es gibt bisher nur wenige Ärzte, die die Möglichkeiten der FNB ausschöpfen, was wiederum in dem fehlenden Wissen begründet liegt. Hier gibt es also viel Potenzial seitens der Ärzte, sich die Vorteile der FNB anzueignen.

5.2 Sicherheit bei der Verordnung

Da die Sicherheit bei der Verordnung gegenüber der KV und GKV für die Ärzte eine wesentliche Rolle spielt, ist dieser Aspekt näher zu beleuchten. Die Ärzte erkennen grundsätzlich den Vorteil der Sicherheit bei der Verordnung von neuen (teureren) Arzneimitteln, v.a. derjenigen mit Zusatznutzen, die aus dem AMNOG resultiert (s. Tabelle 13). Dabei ist jedoch zu beachten, dass diese (gewünschte) Sicherheit erst bis zu einem Jahr zeitlich versetzt zur Markeinführung (s. Abb. 1) eintreten kann. So sind bei der Einführung neuer Arzneimittel, die die FNB durchlaufen haben, zwei Phasen zu differenzieren: Die 12 Monate vom Marktzutritt bis zur Festlegung des Erstattungsbetrags und die Zeit ab dem festgelegten Erstattungsbetrag (ab dem 13. Monat). Hinzu kommt die Unterscheidung zwischen Arzneimitteln mit Zusatznutzen und solchen ohne nachweislichen Zusatznutzen. Arzneimittel ohne Zusatznutzen können bereits nach 6 Monaten z.B. durch Verordnungsquoten reglementiert werden (Vgl. Burgardt 2012, S. 47). Somit sind sie für den Arzt klar definiert bzgl. kommender Wirtschaftlichkeitsprüfungen. Damit ist, rein formal, ein Arzneimittel ohne Zusatznutzen grundsätzlich bis zum Ende des Verfahrens (Einigung auf Erstattungsbetrag 12 Monate nach Inverkehrbringen), wenn es teurer ist als die zweckmäßige Vergleichstherapie unter Berücksichtigung von § 12 SGB V (Wirtschaftlichkeitsgebot), unwirtschaftlich (Vgl. Ehlers/Erdmann 2014, S. 795). Dies liegt darin begründet, dass die Preisobergrenze des (nach 12 Monaten) verhandelten „Erstattungsbetrages die Kosten der zweckmäßigen Vergleichstherapie" (Burgardt 2012, S. 72) widerspiegelt. D.h. spätere Regressforderungen an den Arzt können nach Einsatz dieser Arzneimittel unter den genannten Umständen nicht ausgeschlossen werden. Der Unsicherheits-zeitraum für Regresse bei Arzneimitteln ohne Zusatznutzen begrenzt sich somit maximal auf die ersten 12, bei Verordnungsquoten u.ä. auf 6 Monate nach Markteinführung. Ab dem 13 Monat ist das neue Arzneimittel nach § 130b SGB V durch den verhandelten Erstattungsbetrag wirtschaftlich. Wobei es hier immer noch die Gefahr eines Verordnungsausschlusses (keine Erstattungsfähigkeit) nach 12 Monaten gibt, wenn der mit dem GKV-Spitzenverband verhandelte Erstattungsbetrag für den pharmazeutischen Unternehmer nicht zufriedenstellend ist und er weiterhin einen höheren Preis veranschlagt. In diesen Fällen kann das Arzneimittel nur auf Kosten des Patienten (höhere Zuzahlung) weiter verordnet werden, was in der Praxis äußerst selten der Fall ist (Beispiel der Ärzte: DPP-4-Hemmer). Ein befragter Arzt hat davon bereits Gebrauch gemacht, da er „keine echte Alternative" gesehen hat (Stichwort: patientenindividuelle Therapie).

Fallstricke gibt es jedoch auch bei den Arzneimitteln, denen ein Zusatznutzen bescheinigt wurde. Theoretisch ist ein Arzneimittel mit Zusatznutzen „nach Festsetzung eines Erstattungsbetrages nach § 130b SGB V [...] die wirtschaftlichere und damit vorzugswürdigere Therapiealternative" (Burgardt 2012, S. 45). Unklarheit herrscht jedoch bei solchen Arzneimitteln, denen bei verschiedenen Patientengruppen durch eine entsprechende Subgruppenanalyse unterschiedliche Bewertungen im Zusatznutzen bzw. teilweise kein Zusatznutzen bescheinigt wurde. Das BMG und die KVen vertreten laut Ehlers/Erdmann die Auffassung, dass „[n]ur in dem Bereich, für den ein Zusatznutzen festgestellt wurde, [...] die Verordnung teurerer Präparate mit dem Wirtschaftlichkeitsgebot vereinbar [ist]" (Ehlers/Erdmann 2014, S. 796). Andernfalls kann „die unwirtschaftliche Verordnungsweise Regresszahlungen nach sich ziehen" (Ehlers/Erdmann 2014, S. 796). Genau diesen Sachverhalt, d.h. Sicherheit und Budgetschonung, glauben die befragten Ärzte jedoch durch die FNB an sich bereits als gegeben (s. Tabelle 10 und 13). Eine Unterscheidung nach verschiedenen Subgruppen wird von ihnen nicht zwangsläufig vorgenommen (Unwissenheit, unzureichendes Wissen). Somit liegt an dieser Stelle ein dringender Aufklärungsbedarf. Zusätzlich dazu ist zu beachten, dass der Zusatznutzen Bestandteil der Arzneimittelrichtlinien wird (Vgl. Ehlers/Erdmann 2014, S. 795), welche für den verordnenden Arzt verbindlich sind (Vgl. Wolff 2009, S. 59). Demgegenüber steht die Tatsache, dass die Erstattungsfähigkeit eines Arzneimittels „insgesamt für die zugelassene Indikation" (Ehlers/Erdmann 2014, S. 796) gilt, da – auch nach Ansicht der KBV - der verhandelte Preis eine Mischkalkulation aus allen betroffenen Patientensubgruppen (mit und ohne Zusatznutzen) einer Indikation beinhaltet. Damit schließt der Preis auch den Einsatz bei Patientengruppen mit ein, für die kein Zusatznutzen nachgewiesen werden kann (Vgl. Stellungnahme KBV vom 13.11.2014 und Vgl. Ehlers/Erdmann 2014, S. 796). Hierzu gibt es für die Praxis somit bisher keine klare Regelung.

An dieser Stelle sei auf die Frage zur Nutzung von Subgruppenanalysen (s. Tabelle 9) verwiesen. Zum einen ist bei dieser Frage auffällig, dass 16% der Befragten die Subgruppenanalyse gar nicht bekannt ist und weitere 16% diese nicht nutzen, womit ca. 1/3 aller Teilnehmer von diesem nützlichen Hilfsmittel zur Therapieentscheidung keinen Gebrauch machen. Nur 19% nutzen sie regelmäßig und knapp die Hälfte aller Befragten gelegentlich. Damit geben die Ärzte eine wichtige Entscheidungshilfe aus der Hand – was gerade im Hinblick auf die unklare Auslegung der bestehenden Gesetzeslage für die betroffenen Ärzte von Nachteil sein kann. Hier besteht somit eindeutig Handlungsbedarf.

Eine Auswertung der Beziehung zwischen den Befragten, denen die Subgruppen nicht bekannt sind mit deren Antworten zur ersten Frage (Beschäftigung mit der FNB) ergibt daher auch nur ein unbefriedigendes Ergebnis: Lediglich 50% der Befragten, die die Subgruppen nicht kennen, haben sich ebenfalls noch nicht mit der FNB befasst, die anderen 50% hingegen schon. Auch hier zeigt sich, dass das Wissen der Ärzte über die FNB suboptimal für eine sicherheitsgelenkte Therapieentscheidung ist. Dies steht im Gegensatz zur Aussage vieler Ärzte - fast 53% von ihnen (Vgl. Tabelle 10) -, dass sie von der Sicherheit, wirtschaftliche Arzneimittel einzusetzen, bereits profitiert haben. Denn ohne die Berücksichtigung der Subgruppenanalysen ist diese Sicherheit, wie dargestellt, nicht vollständig gegeben.

In diesem Zusammenhang ist ebenfalls die Frage nach der Anerkennung als Praxisbesonderheit[4] zu klären. So erhalten die Ärzte laut Ehlers/Erdmann mittels Rundschreiben ihrer KV Informationen zum Zusatznutzen eines neuen Präparates, teilweise mit dem Hinweis der Anerkennung als Praxisbesonderheit. Dies bezieht sich jedoch nur auf die Patientensubgruppen, für die vom G-BA ein Zusatznutzen attestiert wurde – auch bei ggf. breiterer Zulassung des Medikaments (Vgl. Ehlers/Erdmann 2014, S. 795). Um die teuren, neuen Präparate als Praxisbesonderheit bei einer Wirtschaftlichkeitsprüfung geltend zu machen, sollte der verordnende Arzt sich im Vorfeld bei der KBV informieren, ob dies möglich ist. Hierfür dient das Wirkstoffverzeichnis zur FNB, welches im Internet abrufbar ist (Vgl. Internetseite der KBV: Vertragliche Regelungen zu Praxisbesonderheiten).

---

[4] Definition Praxisbesonderheiten: „sind objektive Gegebenheiten, welche für die Vergleichsgruppe von der Art oder dem Umfang her atypisch sind und kausal einen höheren Behandlungsaufwand und/oder erhöhte Verordnungskosten hervorrufen." (Bausch 2013, S. 8)

Dr. med. Bausch rät jedoch davon ab, Praxisbesonderheiten als „Freibrief für sorglose Verordnung" (Bausch 2013, S. 7) anzusehen. Nur die konkret in den Prüfvereinbarungen definiert und festgehaltenen Praxisbesonderheiten sind unter gleichzeitiger Begründung und Nachweispflicht des Arztes (z.B. mittels gesonderter Symbolziffern für ausgewählte Arzneimittel) als Sicherheit vor einem Regress gültig. Dabei müssen zusätzlich die „vereinbarten Anforderungen an die Verordnung eingehalten" (Bausch 2013, S. 9) werden. D.h. trotz Anerkennung eines neuen Arzneimittels als Praxisbesonderheit muss die Verordnung in der zugelassenen Indikation erfolgen, um nicht regressiert zu werden (Vgl. Bausch 2013, S. 8f). So müssen auch hier die Indikation und der entsprechende Zusatznutzen für die Subgruppe vom Arzt dokumentiert werden, um vor einem Regress geschützt zu sein.

Demzufolge muss auch die im 2. Kapitel aufgestellte Äußerung des BMG zum AMNOG überprüft werden, wonach hypothetisch davon ausgegangen wurde, dass das Gesetzt eine bürokratische Entlastung sowie klarere Regelungen zu Therapie- und Verordnungsausschlüssen mit sich brächte.

Zur Klärung dieses Sachverhaltes dienen die Antworten von Frage 9 (Frage 9: subjektiver Vorteil FNB). Hiernach sind die Budgetschonung und Sicherheit bei der getroffenen Therapieentscheidung gegenüber der GKV die beiden am häufigsten genannten Vorteile, die sich aus der FNB für den Arzt ergeben (s. Tabelle 13).

Insgesamt haben von den 100 teilgenommenen Ärzten nur 24 weder Budgetschonung noch Sicherheit bei Therapieentscheidung gegenüber der GKV angegeben. 56 (Budgetschonung) bzw. 60 (Sicherheit) Ärzte haben jedoch bestätigt, dass mindestens einer der zwei Punkte als Vorteil wahrgenommen wird.

Während 21% der Befragten mit subjektivem Vorteil die Subgruppenanalysen regelmäßig nutzen, sind es bei der Untergruppe Budget/Sicherheit bereits 24% und bei den „nein"-Antwortern gar keiner. Ebenso ist 36% der „nein"-Antworter (kein subjektiver Vorteil) die Subgruppenanalyse nicht bekannt im Vergleich zu je 14% in den beiden anderen Gruppen (Budget bzw. Sicherheit als subjektiver Vorteil). Daraus kann geschlussfolgert werden, dass vor allem die budget- und sicherheitsbewussten Ärzte Wert auf die Subgruppenanalysen legen. Aufgrund der vorhergehenden Anmerkungen, kann in diesem Fall nicht von einer Bürokratieentlastung ausgegangen werden, da die Sicherheit bei der Verordnung (z.B. in Bezug auf Praxisbesonderheiten) durch viel Arbeitsaufwand seitens des Arztes bei der Subgruppenanalyse erkauft wird. Am Ende gibt es ohne erhöhten bürokratischen Aufwand für den Arzt auch keine Klarheit bei der Verordnung.

Dafür spricht auch die Tatsache, dass von den 16 Befragten, denen die Subgruppenanalysen nicht bekannt sind, die Hälfte angibt, sich bisher nicht mit der FNB beschäftigt zu haben (44% ja, und 1x keine Antwort).

5.3 Clusterung von Ärzten nach ihrer Einstellung zur FNB

Die zum Teil widersprüchlichen Antworten der Ärzte werden zum Anlass für eine neue Clusterung genommen. Dabei ist zu berücksichtigen, dass es bei den folgenden Fragen aus dem Fragebogen jeweils eine einseitig gewichtete Antwortverteilung gibt, was bei der Clusterbildung berücksichtigt werden muss:

- Frage 4 zur Wichtigkeit der FNB bei der Therapieentscheidung, bei der 37% mit „wichtig" geantwortet haben.
- Frage 5 zur Subgruppennutzung, die von 49% mit „manchmal" beantwortet wurde.
- Frage 7, ob die befragten Ärzte bereits negativ durch die FNB betroffen waren, die von 79% bejaht wurde.
- Frage 8 zur Stärke der Beeinflussung durch die FNB, wobei sich 47% „mittelmäßig" beeinflusst fühlen.
- Und Frage 10 zur persönlichen Einstellung zur FNB, die mit 47% „eher positiv" ausfällt.

Somit können die eben genannten 5 (von insgesamt 6) Antworten als Kriterien der ursprünglichen Clusterbildung aus Kapitel 4.2.4 nur unzureichend differenziert werden. Hierdurch ist eine klare Unterscheidung in die drei Ursprungscluster (Hypothese 10, Kapitel 2) nicht möglich, da sie sich insgesamt zu ähnlich sind. Nichtsdestotrotz ist eine Clusterung der Ärzte sinnvoll, um die in diesem Kapitel geführte Diskussion zu untermauern und die im 6. Kapitel zu ziehenden Schlussfolgerungen konkretisieren zu können. Eine neue Kategorisierung der Ärzte in 4 + 1 Cluster (diesmal mit listenweisem Ausschluss) findet sich unter Verwendung der gegebenen Variablen in Tabelle 17:

Tab. 17: Clusterung final (n=100)

Clusterzentren der endgültigen Lösung

	Cluster			
	1	2	3	4
frühe Nutzenbewertung	2	1	2	1
Ärzte profitieren von FNB	2	2	3	2
GKV profitiert von FNB	2	1	1	2
Patienten profitieren von FNB	2	2	3	2
KBV/KVen profitieren von FNB	3	2	2	3
G-BA/Politik profitiert von FNB	3	1	1	2
IQWiG profitiert von FNB	3	1	1	2
Wichtigkeit FNB für tgl. Therapieentscheidung	2	2	4	3
Nutzung Subgruppenanalysen	3	2	3	3
bereits von FNB negativ betroffen gewesen	2	2	2	2
wie stark durch FNB in Verordnung beeinflusst	3	3	3	2
persönliche Meinung zur FNB	2	2	4	2
SubVor neu	1	1	1	1
APVerh neu	2	2	2	2
prof FNB neu	2	2	1	2

Nach diesen Ergebnissen lassen sich folgende Cluster von Ärzten differenzieren:

Cluster 1 „Ärzte aus Leidenschaft":
Dieses Cluster wird durch Ärzte gebildet, die sich bisher wenig mit der FNB beschäftigt haben und auch politisch weniger interessiert sind. Die FNB ist ihnen trotz alledem wichtig bei der Therapieentscheidung (bessere Patientenversorgung), wobei sie sich nur mittelmäßig von der FNB in ihrem Verordnungsverhalten beeinflusst fühlen. Sie haben bereits von den FNB profitiert und sehen in dem Verfahren einen Vorteil für sich. So nutzen sie nach eigener Aussage gelegentlich auch Subgruppenanalysen für die patientenindividuelle Therapie. Grundsätzlich finden sie, dass die FNB eine gute Sache ist. Für diese Ärzte steht der Patient im Mittelpunkt und ihm wird entsprechend viel Zeit gewidmet. Die Auseinandersetzung mit standespolitischen Sachverhalten und rechtlichen Regularien wird pragmatisch auf das Nötigste beschränkt. Der Fokus liegt bei der Behandlung der Patienten und nicht bei den bürokratischen Anforderungen, die nur Zeit und Nerven kosten. Neuerungen werden gerne angenommen, wenn sie dem Patientenwohl zuträglich sind und der Arzt diesen Vorteil für den Patienten auch tatsächlich sehen kann.

Cluster 2 die „politisch Aktiven":

Diese Ärzte sind politisch interessiert und informiert. Sie halten sich auf dem Laufenden bezüglich der aktuellen standespolitische Diskussion. Sie haben eine klare Meinung zu den Akteuren im Gesundheitswesen und ihrer Bedeutung bei der FNB. Die FNB sehen sie durchaus positiv und sie hat auch ihren Platz bei der Therapieentscheidung. Jedoch dominiert sie nicht ihr Verordnungsverhalten. Auffällig für diese Gruppe ist, dass sie die Subgruppenanalysen nicht bei ihrer Therapieentscheidung nutzen (zu detailliert). Dieses Ärzteklientel befasst sich ungern mit zu vielen Details. Die FNB ist Mittel zum Zweck, um sich die Arbeit zu erleichtern, bspw. wenn sie sich nicht sicher sind, welche Therapieoption zu bevorzugen ist – vor allem bei den Indikationen, mit denen sie nicht tagtäglich konfrontiert sind. Die Ärzte dieser Gruppe sind oft auch selbst standespolitisch aktiv, z.B. in der KV oder leiten Stammtische. Der Austausch mit den Kollegen ist ihnen sehr wichtig.

Cluster 3 die „kritischen Alteingesessenen":

Diese Gruppe von Ärzten beschäftigt sich nicht mit der FNB. Sie sind sehr kritisch gegenüber der Politik (G-BA) im Allgemeinen und der GKV und dem IQWiG im Besonderen. Die FNB bringt aus ihrer Sicht nur den politischen Institutionen einen Vorteil, sie selbst und die Patienten haben keinen Nutzen durch die FNB. Dementsprechend gering sind ihre Therapieentscheidungen von der FNB abhängig. Sie verordnen nach eigenem Wissen und verlassen sich auf ihre Erfahrungswerte bzw. wollen sich nicht durch politische Institutionen bei der Therapie steuern lassen. Die Beeinflussung durch die FNB ist somit nur mittelmäßig. Sie zeichnen sich durch ein - „historisch gewachsenes" - erhöhtes Verordnungsverhalten neuer Medikamente aus, negative Konsequenzen eingeschlossen. Ab und zu nutzen sie die Subgruppenanalysen, um sich zukünftig gegen umfangreiche Regresse u.ä. abzusichern. Sie sind die einzige Gruppe, die die FNB insgesamt negativ sieht und noch nicht von ihr profitiert hat. Die Ärzte in dieser Gruppe sind auch empfänglicher für Pharmareferenten.

Cluster 4 die „Übervorsichtigen":

Bei diesem Ärzteklientel dominiert die Angst vor wirtschaftlichen Konsequenzen (Regress) bei „falscher Verordnung" den Arbeitsalltag. Sie wollen (wirtschaftlich) alles richtig machen und haben sich deshalb bereits näher mit der FNB befasst. Sie sind politisch nicht besonders interessiert, aber immer informiert. Die FNB beziehen sie nur teilweise in ihre Therapieentscheidung mit ein. Nach eigenen Angaben nutzen sie gelegentlich auch Subgruppenanalysen. Diese Gruppe fühlt sich stark durch die FNB in ihrem Verordnungsverhalten beeinflusst. Die Absicherung gegenüber der KV und GKV nimmt einen hohen Stellenwert ein und neue Arzneimittel werden deshalb nur zögerlich eingesetzt. Die FNB finden sie eher positiv, da sie ihnen Sicherheit bei der Verordnung gibt und sie bei der Budgetschonung unterstützt.

Allen vier Clustern ist gemeinsam, dass sie bereits negativ von der FNB betroffen waren und Patienten umstellen mussten, was ebenso Einfluss auf ihr Arzt-Patienten-Verhältnis hatte. Außerdem sehen alle Ärzte dieser Cluster durchaus einen, wenn auch unterschiedlich gearteten subjektiven Vorteil für sich.

Cluster 5 die „nicht Zuzuordnenden":
In diesem Cluster sind alle diejenigen Ärzte enthalten, die nach durchgeführter Clusterung keinem der postulierten Cluster zugeordnet werden konnten. Der Hauptgrund dafür ist, dass diese Ärzte teils widersprüchliche Antwortkombinationen angekreuzt oder Fragen auch gar nicht beantwortet haben. Sie haben von der FNB keine Ahnung – was sie eventuell auch gar nicht wollen. Bei ihnen ist eine grundlegende Wissensvermittlung über die Zusammenhänge und die damit verbundenen Vorteile der FNB vonnöten.

Die befragten 100 Ärzte verteilen sich folgendermaßen auf die 5 neu gebildeten Cluster:

Tab. 18: Anteil Cluster (n=100)

Anzahl der Fälle in jedem Cluster			
Cluster	1	20	20%
	2	33	33%
	3	20	20%
	4	10	10%
Gültig		83	
Fehlend/Cluster 5		17	17%

Eine fallweise Zuordnung zu den einzelnen Clustern ist Anhang 18 zu entnehmen, wobei auch eine relativ gut durchmischte Clusterverteilung erkennbar ist, d.h. es gibt keine „Ausreißer". Es sei jedoch darauf hingewiesen, dass aufgrund der Form der Teilnehmerrekrutierung davon ausgegangen werden muss, dass v.a. Cluster 3 (kritische Alteingesessene) im Verhältnis zur Grundgesamtheit der Ärzteschaft überrepräsentiert ist. Ebenso sollte beachtet werden, dass es aus dem gleichen Grund womöglich auch noch ein hier nicht erfassbares Cluster der „pharmakritischen Ärzte" gibt. Außerdem ist es möglich, dass Cluster 2 (politisch Aktive) überrepräsentiert ist, da diese Gruppe offener für die Studienteilnahme ist und davon ausgegangen werden kann, dass diese Ärzte häufiger den Fragebogen zurückgeschickt haben. Insgesamt ist aber davon auszugehen, dass die in der Studie dargestellten Cluster die reale Situation relativ gut abbilden. Eine repräsentative Quantifizierung der einzelnen Cluster ist jedoch aufgrund der Rekrutierungsweise nicht möglich.

5.4 Kritische Auseinandersetzung mit dem Studiendesign

Die Grenzen der Studie sind in der Repräsentativität der Studie über alle APIs in Berlin und Brandenburg (Grundgesamtheit) zu sehen, da nur Ärzte in der Stichprobe aufgenommen wurden, die die Pharmaindustrie empfangen. Alle Ärzte sind vom Autor (Pharmareferent in einem forschenden pharmazeutischen Unternehmen) persönlich zwecks ihrer Teilnahme am Ende eines Pharmareferentenbesuchs angefragt worden. D.h. die befragten Ärzte sind offener gegenüber neuen Arzneimitteln als der Durchschnitt, setzen demnach eher neue Arzneimittel ein und besitzen somit tendenziell eine stärkere Meinung gegenüber dem AMNOG und der FNB. Diese Verzerrung wurde bei der Rekrutierung jedoch bewusst in Kauf genommen, da der Vorteil des untersuchten Kollektivs in der Betroffenheit zum Thema liegt und die Ergebnisse infolge dessen auswertbarer sind, da mit weniger Antwortverweigerern aufgrund von Unkenntnis und Desinteresse zu rechnen gewesen ist.

Ebenso liegt das Hauptaugenmerk auf der statistischen Auswertung der Daten, wofür eine möglichst hohe Rücklaufquote erreicht werden soll, was sich Dank des persönlichen Kontaktes zu den befragten Ärzten und der schnellen Beantwortung des Fragebogens gut realisieren lässt. Des Weiteren muss berücksichtigt werden, dass die Teilnahme freiwillig und ohne Gegenleistung/Incentive für den Arzt erfolgt. Die Fragen sind infolge dessen auch allgemein und eher oberflächlich gehalten, um Antwortverweigerungen möglichst auszuschließen und die Bereitschaft des Arztes zur Teilnahme zu verbessern.

Es muss insgesamt damit gerechnet werden, dass die genannten Ergebnisse aufgrund der Pharmafreundlichkeit der Stichprobenärzte eher zu Ungunsten der FNB ausfallen, da die Gruppe der Ärzte, die überhaupt keine Pharmaindustrie empfangen nicht berücksichtigt wurde. Es ist jedoch nicht möglich, diese Verzerrung zu quantifizieren, da keine Daten zur Empfangsbereitschaft von Pharmareferenten für die Ärzte im untersuchten Gebiet Berlin und Brandenburg vorliegen. Die Selektion erfolgte aus dem vorgegebenen Kundenstamm des Autors.

6. Schlussfolgerungen

Als Ergebnis der in Kapitel 2 aufgestellten Frage: „Welche Meinung haben die Ärzte zur frühen Nutzenbewertung?" kann festgehalten werden, dass über die Hälfte der Befragten grundsätzlich eine positive Meinung zur FNB hat. Des Weiteren ist zu fordern, dass die Ärzte bzgl. der FNB besser weitergebildet werden sollten, um offensichtliche Wissensdefizite abzubauen. Unter Berücksichtigung der im Kapitel 5 erstellten Cluster werden Lösungsmöglichkeiten, das Wissen über die Vorteile der FNB den Ärzten näher zu bringen, erläutert.

Cluster 1 „Ärzte aus Leidenschaft":
Bei diesem Ärzteklientel muss die Informationsvermittlung kurz und prägnant erfolgen und den Nutzen für den Patienten herausarbeiten. Dies geschient am besten in kleinerer Runde, z.B. bei einer lokalen Veranstaltung durch die LÄK oder Pharmaindustrie, bei der anhand von Fallbeispielen die neuesten Bewertungen erklärt werden. Dadurch können die Subgruppenanalysen mit eventuell unterschiedlichem Zusatznutzen gut einzeln herausgearbeitet werden. Des Weiteren können kurze Falldarstellungen (Welcher konkrete Patiententyp profitiert von einem neuen Arzneimittel?) in den Ärztezeitschriften hilfreich zur Wissensvermittlung sein. Hinweise/Bewertungen in der Arztsoftware bzw. in Portalen oder anderen Massenkommunikationskanälen sind dieser Ärztegruppe wahrscheinlich zu abstrakt und standardisiert und werden vermutlich nicht stark genutzt werden.

Anders verhält es sich bei den Ärzten aus dem zweiten Cluster.

Cluster 2 die „politisch Aktiven":
Ihnen reicht zum Nachschlagen für die tägliche Arbeit eine kurze Bewertung aus. Es ist jedoch hier im ersten Schritt eine umfangreiche Wissensvermittlung, v.a. über die Bedeutung von Subgruppenanalysen, notwendig. Diesen Ärzten kann bei Veranstaltungen aller Art (Pharma, LÄK/BÄK), die Sinnhaftigkeit und der Nutzen von Subgruppenbewertungen - im Austausch mit den Kollegen – nähergebracht werden. Hier geht es darum, diesen Ärzten zu zeigen, wie sie ohne zu viele Details beachten zu müssen, ihre Therapieentscheidung an die FNB anpassen können. Entscheidungsbäume für die einzelnen Arzneimittel, die die subgruppen-

spezifischen Patientencharakteristika berücksichtigen bspw. als App, erscheinen für diese Ärzte besonders zweckmäßig.

Cluster 3 die „kritischen Alteingesessenen":
Da diese Ärzte besonders kritisch gegenüber der GKV und den politischen Institutionen sind, macht es hier wenig Sinn, über die KV und/oder Krankenkassen Informationen zu vermitteln, da diese vermutlich eher selten gelesen werden und diesen Informationen wahrscheinlich auch nur wenig getraut wird. Bei diesen Ärzten ist es besonders wichtig, das bereits bestehende negative Bild der FNB nicht weiter zu verstärken. Dem Arzt muss klargemacht werden, welche Chancen und Möglichkeiten und vor allem Vorteile für ihn mit der FNB verbunden sind: z.B. patientenindividuelle Therapie mit gleichzeitig wirtschaftlicher Verordnung bei der konsequenten Nutzung von Subgruppenanalysen. Als Kommunikationskanäle sind hier vorrangig die Pharmaindustrie und Ärztezeitschriften geeignet. Eine neutrale Bewertung/Info in der Arztsoftware o.ä. wird von diesen Ärzten höchstwahrscheinlich sehr positiv aufgenommen und viel genutzt werden.

Cluster 4 die „Übervorsichtigen":
Bei diesen Ärzten steht die Informationsvermittlung unter dem Aspekt der Verordnungssicherheit im Fokus. Sie brauchen die Gewissheit, dass die gelieferten Informationen für die KBV/KV und die GKV wichtige Entscheidungskriterien bei Wirtschaftlichkeitsprüfungen sind und wie sie diese vermeiden können. Die Wissensvermittlung sollte detailliert erfolgen, unter Einbeziehung der Sichtweise der Krankenkassen/KV. Hierzu können Rundschreiben der GKV bzw. KV als auch Fortbildungen der BÄK genutzt werden. Andere Quellen, v.a. die Pharmaindustrie und überwiegend werbende Zeitschriften, sind eher ungeeignet, da hier größtenteils der objektive Bezug zur tatsächlichen Wirtschaftlichkeit eines Arzneimittels fehlt. Wichtig ist, dass alle Informationen über die standespolitischen Organe im Vorfeld abgesegnet wurden.

Cluster 5 die „nicht Zuzuordnenden":
Das wichtigste Merkmal dieses Clusters liegt darin, dass sie aufgrund ihres offenbar großen Wissensdefizits bezüglich der FNB als eher unvoreingenommen angesehen werden können. Bei ihnen ist eine grundlegende Wissensvermittlung zur FNB notwendig, z.B. von der Sicherheit bei der Therapieentscheidung, über die Budgetschonung bis hin zur Nutzung von Subgruppenanalysen für eine patienten-

individuellere Therapie. Allerdings ist es schwierig, einen geeigneten Kommunikationskanal für diese Gruppe zu empfehlen, da zu wenig Informationen vorliegen. Eine Vermittlung über Ärztezeitschriften scheint aber denkbar und Erfolg versprechend.

Zusammenfassend sind folgende Ergebnisse der Studie besonders erwähnenswert:

- Die meisten Ärzte sehen die FNB eher positiv.

- Fast alle Ärzte haben bereits negative Erfahrungen mit der FNB gemacht (v.a. Umstellungen von Patienten).

- Vielen Ärzten sind Subgruppenanalysen nicht bekannt oder sie nutzen sie nicht.

- Für die Mehrzahl der Ärzte ist die Sicherheit bei der Therapieentscheidung bzw. Budgetschonung ein wichtiger wahrgenommener Vorteil aus der FNB.

Daraus abgeleitet können folgende Handlungsempfehlungen gegeben werden:

- Arzneimittel ohne Zusatznutzen: Um Umstellungen und Wirtschaftlichkeitsprüfungen zu vermeiden, sollten diese Arzneimittel erst nach Abschluss des gesamten AMNOG-Verfahrens eingesetzt werden. Mit Inkrafttreten des verhandelten Erstattungsbetrages und dem Verbleib im Markt sind diese Arzneimittel auch wirtschaftlich zu Lasten der GKV verordnungsfähig.

- Arzneimittel mit Zusatznutzen: Deren Einsatz ist nur bei Patienten zu empfehlen, die zu einer der Subpopulationen mit Zusatznutzen gehören. Hier ist die Verordnung wirtschaftlich und kann nicht regressiert werden.

- Auf jeden Fall sollte die Begründung für die Verordnung eines neuen Arzneimittels immer dokumentiert werden, um im Zweifelsfall das eigene Handeln gegenüber Dritten (KV, GKV) rechtfertigen zu können.

Abschließend ist festzuhalten, dass durch diese Studie lediglich ein erster Eindruck zur Sichtweise der Ärzte auf die FNB gewonnen werden kann. Durch die genannten Limitationen bei der Ärzterekrutierung (s. Kapitel 3) und der damit verbundenen begrenzten Generalisierung der Ergebnisse, ist für die Zukunft eine unabhängige Studie wünschenswert. Diese sollte deutschlandweit gefasst sein und niedergelassene APIs unabhängig von ihrer Empfangsbereitschaft für Pharmareferenten enthalten, um zu überprüfen, inwiefern die Ergebnisse dieser Studie, v.a. die Clusterung, repräsentativ sind.

Dennoch scheint der Schluss gerechtfertigt, dass die formulierten und charakterisierten Cluster die reale Situation der deutschen Ärzteschaft und insbesondere ihre Einstellung zur FNB annähernd widerspiegeln. Wenn auch unterschiedlich ausgeprägt, finden sich in allen Clustern Wissensdefizite, besonders zur Bedeutung und zu den Konsequenzen der Subgruppenanalysen für die Verordnungsfähigkeit von Arzneimitteln. Diese Wissensdefizite zu beheben muss deshalb ein wichtiges Anliegen der fachlichen Kommunikation sein, die zweckmäßigerweise die Besonderheiten der unterschiedlichen Ärztegruppen berücksichtigt.

Anhang

Anhang 1: Datenvalidierung

Warnungen

Einige oder alle der angeforderten Ausgaben werden nicht gezeigt, weil alle Fälle, Variablen oder Datenwerte die angeforderten Prüfungen bestanden haben.

Variablenprüfungen

Kategorial	Fehlende Fälle > 70	sonst noch wichtiges
	Kategorien mit einem Fall > 90	Konsequenzen
		sonst noch wichtiges

Jede Variable wird bei jeder Prüfung gemeldet, die sie nicht besteht.

Anhang 2: Gesamtübersicht Antworten zur Frage 3: Quellen

Informationsquellen für FNB				
		Häufigkeit	Prozent	Gültige Prozente	Kumulierte Prozente
Gültig	Ärztezeitung/Ärztezeitschriften	5	5,0	5,0	5,0
	Pharmareferenten	3	3,0	3,0	8,0
	Ärztezeitung u. Eigenrecherche	5	5,0	5,0	13,0
	Ärztezeitung u. KBV	6	6,0	6,0	19,0
	Ärztezeitung u. Pharma	13	13,0	13,0	32,0
	Krankenkasse u. KBV	1	1,0	1,0	33,0
	KBV u. Pharma	3	3,0	3,0	36,0
	Ärztezeitung u. Krankenkasse u. KBV	1	1,0	1,0	37,0
	Ärztezeitung u. Krankenkasse u. Pharma	3	3,0	3,0	40,0
	Ärztezeitung u. Eigenrecherche u. KBV	4	4,0	4,0	44,0
	Ärztezeitung u. Eigenrecherche u. Pharma	15	15,0	15,0	59,0
	Ärztezeitung u. Eigenrecherche u. andere	1	1,0	1,0	60,0
	Ärztezeitung u. KBV u. Pharma	17	17,0	17,0	77,0
	Krankenkasse u. KBV u. Pharma	1	1,0	1,0	78,0
	Krankenkasse u. andere: Arzneitelegramm	1	1,0	1,0	79,0
	Eigenrecherche u. KBV u. Pharma	1	1,0	1,0	80,0
	Pharma u. andere: Fortbildungen	1	1,0	1,0	81,0

Ärztezeitung u. Krankenkasse u. Eigenrecherche u. KBV	1	1,0	1,0	82,0
Ärztezeitung u. Krankenkasse u. Eigenrecherche u. Pharma	1	1,0	1,0	83,0
Ärztezeitung u. Krankenkasse u. KBV u. Pharma	5	5,0	5,0	88,0
Ärztezeitung u. Eigenrecherche u. KBV u. Pharma	5	5,0	5,0	93,0
Ärztezeitung u. Pharma u. andere: Fortbildungen	1	1,0	1,0	94,0
Ärztezeitung u. Pharma u. andere: Internet	1	1,0	1,0	95,0
Eigenrecherche u. Pharma u. andere: Internet	1	1,0	1,0	96,0
Ärztezeitung u. Eigenrecherche u. KBV u. andere: Arzneitelegramm	1	1,0	1,0	97,0
Ärztezeitung u. Eigenrecherche u. Pharma u. andere: Fortbildungen, Kongresse, Symposien	2	2,0	2,0	99,0
Ärztezeitung u. Krankenkasse u. Eigenrecherche u. KBV u. Pharma u. andere: Arzneitelegramm	1	1,0	1,0	100,0
Gesamt	100	100,0	100,0	

Anhang 3: Antworten zu Frage 7a

Arzneimittel nicht mehr eingesetzt

		Häufigkeit	Prozent	Gültige Prozente	Kumulierte Prozente
Gültig	ja	65	65,0	81,3	81,3
	teilweise	12	12,0	15,0	96,3
	nein	2	2,0	2,5	98,8
	keine Angabe, obwohl Frage 7 mit ja	1	1,0	1,3	100,0
	Gesamt	80	80,0	100,0	
Fehlend	99	20	20,0		
Gesamt		100	100,0		

Anhang 4: Antworten zu Frage 7b

		Häufigkeit	Prozent	Gültige Prozente	Kumulierte Prozente
	Arzt-Patienten-Verhältnis				
Gültig	nein	12	12,0	15,0	15,0
	musste Patienten umstellen	8	8,0	10,0	25,0
	Fragen u. Umstellen	2	2,0	2,5	27,5
	Hinterfragen u. Umstellen	4	4,0	5,0	32,5
	Hinterfragen u. Unverständnis	1	1,0	1,3	33,8
	Umstellen u. Unverständnis	6	6,0	7,5	41,3
	Fragen u. Hinterfragen u. Umstellen	5	5,0	6,3	47,5
	Fragen u. Hinterfragen u. Unverständnis	1	1,0	1,3	48,8
	Fragen u. Umstellen u. Unverständnis	10	10,0	12,5	61,3
	Hinterfragen u. Umstellen u. Unverständnis	5	5,0	6,3	67,5
	Hinterfragen u. Umstellen u. Versorgung	1	1,0	1,3	68,8
	Umstellen u. Unverständnis u. weg	1	1,0	1,3	70,0
	Umstellen u. Unverständnis u. Versorgung	3	3,0	3,8	73,8
	Fragen u. Hinterfragen u. Umstellen u. Unverständnis	9	9,0	11,3	85,0
	Fragen u. Umstellen u. Unverständnis u. Versorgung	3	3,0	3,8	88,8
	Hinterfragen u. Umstellen u. Unverständnis u. weg	1	1,0	1,3	90,0
	Hinterfragen u. Umstellen u. Unverständnis u. Versorgung	2	2,0	2,5	92,5
	Umstellen u. Unverständnis u. weg u. Versorgung	1	1,0	1,3	93,8
	Fragen u. Hinterfragen u. Umstellen u. Unverständnis u. weg	1	1,0	1,3	95,0
	Fragen u. Hinterfragen u. Umstellen u. Unverständnis u. Versorgung	3	3,0	3,8	98,8
	Fragen u. Hinterfragen u. Umstellen u. Unverständnis u. Versorgung u. andere: sehr hohen Zeitaufwand für Umstellung	1	1,0	1,3	100,0
	Gesamt	80	80,0	100,0	
Fehlend	99	20	20,0		
Gesamt		100	100,0		

Anhang 5: Antworten offene Frage nach Konsequenzen

Konsequenzen

N	Gültig	42
	Fehlend	57

man muss flexibel sein	1
siehe Arzneimitteltelegramm	1
Verordnungsverhalten u. -ausschlüsse, spätere Verordnung neuer AM, um Umstellung zu vermeiden	1
kann ja eh nichts dran ändern	1
sinnvolles Vorgehen/Einrichtung	1
verlässt sich auf individuelle Erfahrung	1
IQWiG als Entscheidungshilfe, um negative Folgen von AM (z.B. Todesfälle) zu vermeiden	1
FNB ist Steuerungselement der optimalen patientengerechten AM-Therapie aber sollte nicht überbewertet werden	1
mich mehr nicht diesem Thema zu beschäftigen. FNB erhöht meine Sicherheit.	1
keine speziellen/erhebl. Konsequenzen	2
keine	3
für AM ohne Zusatznutzen muss kein Geld aus Gesundheitstopf fließen	1
Orientierung an wiss. Originalstudien (nicht IQWiG-Bewertung, ist polit. und ökonom. orientiert u. nicht wissenschaftl.)	1
Erfahrung ist wichtig	1
man sollte das Medikament verordnen, bei dem tatsächlich ein Zusatznutzen festgestellt wurde	1
ständig aktuell informiert sein	1
einfachere Festlegung möglich, wenn zwischen ähnlichen Medikamenten ausgewählt werden muss	1
Vereinfachung der Therapieentscheidung	1
bei neuen AM FNB abwarten u. berücksichtigen, AM-Umstellg. zur Regressvermeidg., Einschränkg. Therapiefreiheit	1
grobe Orientierung, Regressvermeidung	1
bei relativ neuen Medikamenten zurückhaltendes Verordnungsverhalten	1
ca. 200 Pat. umgestellt, 5% Alternative ("besseres") nicht vertragen, teilw. keine echte Alternative (Zuzahlg. Pat.)	1
ständig Patienten umstellen u. gute AM verschwinden vom Markt	1
Abwarten, eher Einsatz bekannter Medikamente	1
sehr sorgfältig abgewogener Einsatz von Innovationen	1
Unübersichtlichkeit und Chaos	1
Zurückhaltung bei der Verordnung neuer Medikamente	1
Ich werde auch weiterhin die Nutzenbewertung in meiner Therapieentscheidung nutzen.	1
z.T. mussten AM abgesetzt werden, die Pat. gut vertragen hat ohne NW, nach Umstellg. Verschlechterg. u. NW	1
durch diese Daten sicherer Umgang mit/während der Entscheidung für ein Produkt	1
Vor Einstellg. auf neue AM sollte ich FNB abwarten, um anschließende Umstellg. zu vermeiden	1
Wünsche mir kurze Infos automatisch zu erhalten u. nicht erst auf Suche gehen zu müssen	1
sinnvolle AM sind in Dtl. nicht am Markt, Einschränkung der Therapiemöglichkeiten	1
Budgetschonung, erhöhte AM-Sicherheit, einfachere Patientenführung	1
Geduld bewahren	1
grunds. ist FNB sinnvoll u. hilfreich, leider sind IQWiG-Entsch. für mich intransparent u. wiss. nicht nachzuvollziehen	1
i.d.R. mit Therapieumstellg. verbunden, nicht immer vorteilhaft für Pat. (z.B. DPP-4-Hemmer)	1
überflüssig, nur Mehrarbeit, Zulassungsstudien halte ich für ausreichend	1
Verbessrg. patindiv. Therapie unter Beachtg. v. Wirksamkeit u. evt. NW bei ähnl. AM, größere Sicherheit bei VO d. AM	1

Anhang 6: Antworten offene Frage was sonst noch wichtig ist

sonst noch wichtiges

N	Gültig	19
	Fehlend	80

fairer Vergleich/Bewertung, ansonsten negativ	1
Bsp. Vildagliptin: noch erhältlich, aber Patienten müssten Differenz selbst zahlen, was keiner macht	1
Budget müsste hohen Preisen angepasst werden, sonst Wirtschaftlichkeitsprobleme u. keine optimale Versorgung	1
teils massive Einschränkung ärztl. VO-Hoheit u. Bewertung lobbybeeinflusst u. teils nicht nachvollziehbar (Vgl. zu USA)	1
Pharmaindustrie sollte selbst vor Marktzugang Zusatznutzen neuer AM beurteilen, um teures IQWiG zu sparen	1
effiziente AM negativ bewertet	1
Kosten für Nutzenbewertung fürs Arzneimittelbudget nutzen	1
FNB bei neuen AM sinnvoll, bei etablierten u. gut vertragenen AM unsinnig (wenn gut eingestellt sollte keine Umstellg.)	1
ambivalente Haltg.: Sicherheit b. VO u. Verdacht finanz. Interessen GKV im Vordergrund, Ist das IQWiG wirklich neutral?	1
1 Jahr für Bewertg. zu kurz, Wirksamkeit vieler AM zeigt sich erst später	1
leider ist bestmgl. Patientenversorgung nicht Versorgungsauftrag d. Vertragsarztes nach SGB V	1
Ressourcen d. Basismed. nicht weiter durch Innovationen schmälern, können uns nicht jede Verbessg d. AM-Versorg. leisten	1
Übersichtliches u. schnell zugängl. Portal, z.B. auch in Medikamentenlisten Bewertung durch Symbole aufnehmen	1
bei tgl. Stress als niedergel. Arzt u. erhebl. Schreibarbeit bleibt uns wenig Zeit sich mit dem Thema zu beschäftigen	1
Fixkom. altbek. AM verwirren, lieber Einzelsub. (gute Ü-sicht u. Th-optimierg.), ggf. statist. Zus-nutz. Fixk. egal	1
leider auch z.T. gute Präparate betroffen, siehe Indacaterol	1
sinnv. Maßn. zur obj., phar-unabh. Beur. mit Pat.-nutzen u. Geld sparen, zur Kostenred. o. nvollz., wiss. Beurt. gen.	1
es ist für mich keine FNB, wenn AM schon mehrere Jahre auf dem Markt, dann gar nicht erst zulgelassen werden	1
Eine bessere Publikation in den entsprechenden Ärztezeitschriften wäre nach meiner Meinung unbedingt erforderlich.	1

Anhang 7: Zusammenhang zw. Informationsquellen und Beschäftigung mit FNB

Verarbeitete Fälle

	Fälle					
	Gültig		Fehlend		Gesamt	
	N	Prozent	N	Prozent	N	Prozent
Informationsquellen für FNB * frühe Nutzenbewertung	97	97,0%	3	3,0%	100	100,0%

Informationsquellen für FNB * frühe Nutzenbewertung Kreuztabelle

Anzahl

		frühe Nutzenbewertung		
		ja	nein	Gesamt
Informationsquellen für FNB	Ärztezeitung/Ärztezeitschriften	3	2	5
	Pharmareferenten	1	2	3
	Ärztezeitung u. Eigenrecherche	4	1	5
	Ärztezeitung u. KBV	5	1	6
	Ärztezeitung u. Pharma	7	5	12
	Krankenkasse u. KBV	0	1	1
	KBV u. Pharma	0	3	3
	Ärztezeitung u. Krankenkasse u. KBV	0	1	1
	Ärztezeitung u. Krankenkasse u. Pharma	1	2	3
	Ärztezeitung u. Eigenrecherche u. KBV	3	1	4
	Ärztezeitung u. Eigenrecherche u. Pharma	9	5	14
	Ärztezeitung u. Eigenrecherche u. andere	1	0	1
	Ärztezeitung u. KBV u. Pharma	11	6	17
	Krankenkasse u. KBV u. Pharma	0	1	1
	Krankenkasse u. andere: Arzneitelegramm	1	0	1
	Eigenrecherche u. KBV u. Pharma	1	0	1
	Pharma u. andere: Fortbildungen	1	0	1
	Ärztezeitung u. Krankenkasse u. Eigenrecherche u. KBV	1	0	1
	Ärztezeitung u. Krankenkasse u. Eigenrecherche u. Pharma	1	0	1
	Ärztezeitung u. Krankenkasse u. KBV u. Pharma	3	1	4

	Ärztezeitung u. Eigenrecherche u. KBV u. Pharma	2	3	5
	Ärztezeitung u. Pharma u. andere: Fortbildungen	0	1	1
	Ärztezeitung u. Pharma u. andere: Internet	1	0	1
	Eigenrecherche u. Pharma u. andere: Internet	1	0	1
	Ärztezeitung u. Eigenrecherche u. KBV u. andere: Arzneitelegramm	1	0	1
	Ärztezeitung u. Eigenrecherche u. Pharma u. andere: Fortbildungen, Kongresse, Symposien	2	0	2
	Ärztezeitung u. Krankenkasse u. Eigenrecherche u. KBV u. Pharma u. andere: Arzneitelegramm	1	0	1
Gesamt		61	36	97

Quelle	ja	nein	Summe
ÄZ	56	29	85
Krankenkasse	8	6	14
Eigenrecherche	27	10	37
KBV	28	18	46
Pharma	42	29	71
Keine	0	0	0
andere	9	0	9
Summe	61	36	97

Symmetrische Maße

		Wert	Näherungsweise Signifikanz
Nominal- bzgl. Nominalmaß	Phi	,504	,537
	Cramer-V	,504	,537
Anzahl der gültigen Fälle		97	

Anhang 8: Zusammenhang zw. Beschäftigung mit FNB und neg. Betroffenheit

Verarbeitete Fälle

	Fälle					
	Gültig		Fehlend		Gesamt	
	N	Prozent	N	Prozent	N	Prozent
bereits von FNB negativ betroffen gewesen * frühe Nutzenbewertung	97	97,0%	3	3,0%	100	100,0%

bereits von FNB negativ betroffen gewesen * frühe Nutzenbewertung Kreuztabelle

Anzahl

		frühe Nutzenbewertung		Gesamt
		ja	nein	
bereits von FNB negativ betroffen gewesen	nein	13	8	21
	ja	48	28	76
Gesamt		61	36	97

Symmetrische Maße

		Wert	Näherungsweise Signifikanz
Nominal- bzgl. Nominalmaß	Phi	-,011	,916
	Cramer-V	,011	,916
Anzahl der gültigen Fälle		97	

Anhang 9: Zusammenhang zw. Beschäftigung mit FNB und von FNB profitiert

Verarbeitete Fälle

	Fälle					
	Gültig		Fehlend		Gesamt	
	N	Prozent	N	Prozent	N	Prozent
prof FNB neu * frühe Nutzenbewertung	96	96,0%	4	4,0%	100	100,0%

prof FNB neu * frühe Nutzenbewertung Kreuztabelle

Anzahl

		frühe Nutzenbewertung		Gesamt
		ja	nein	
prof FNB neu	nein	13	12	25
	ja	48	23	71
Gesamt		61	35	96

Symmetrische Maße

		Wert	Näherungsweise Signifikanz
Nominal- bzgl. Nominalmaß	Phi	-,142	,163
	Cramer-V	,142	,163
Anzahl der gültigen Fälle		96	

Anhang 10: Zusammenhang zw. negativ betroffen und von FNB profitiert neu

Verarbeitete Fälle

	Fälle					
	Gültig		Fehlend		Gesamt	
	N	Prozent	N	Prozent	N	Prozent
prof FNB neu * bereits von FNB negativ betroffen gewesen	99	99,0%	1	1,0%	100	100,0%

prof FNB neu * bereits von FNB negativ betroffen gewesen Kreuztabelle

Anzahl

		bereits von FNB negativ betroffen gewesen		Gesamt
		nein	ja	
prof FNB neu	nein	8	18	26
	ja	13	60	73
Gesamt		21	78	99

Symmetrische Maße

		Wert	Näherungsweise Signifikanz
Nominal- bzgl. Nominalmaß	Phi	,140	,165
	Cramer-V	,140	,165
Anzahl der gültigen Fälle		99	

Anhang 11: Zusammenhang zw. Nutzung Subgruppenanalysen und Wichtigkeit FNB

Verarbeitete Fälle

	Fälle					
	Gültig		Fehlend		Gesamt	
	N	Prozent	N	Prozent	N	Prozent
wichtig neu * Nutzung Subgruppenanalysen	99	99,0%	1	1,0%	100	100,0%

wichtig neu * Nutzung Subgruppenanalysen Kreuztabelle

Anzahl

		Nutzung Subgruppenanalysen				
		ja	nein	manchmal	nicht bekannt	Gesamt
wichtig neu	wichtig	13	4	25	7	49
	teils/teils	6	3	17	6	32
	unwichtig	0	9	6	3	18
Gesamt		19	16	48	16	99

Symmetrische Maße

		Wert	Näherungsweise Signifikanz
Nominal- bzgl. Nominalmaß	Phi	,469	,001
	Cramer-V	,331	,001
Anzahl der gültigen Fälle		99	

Anhang 12: Tabellen Assoziationsmaße zw. Frage 1 und Frage 5

Verarbeitete Fälle

	Fälle					
	Gültig		Fehlend		Gesamt	
	N	Prozent	N	Prozent	N	Prozent
frühe Nutzenbewertung * Nutzung Subgruppenanalysen	96	96,0%	4	4,0%	100	100,0%

frühe Nutzenbewertung * Nutzung Subgruppenanalysen Kreuztabelle

Anzahl

		Nutzung Subgruppenanalysen				Gesamt
		ja	nein	manchmal	nicht bekannt	
frühe Nutzenbewertung	ja	17	5	32	7	61
	nein	2	11	14	8	35
Gesamt		19	16	46	15	96

Symmetrische Maße

		Wert	Näherungsweise Signifikanz
Nominal- bzgl. Nominalmaß	Phi	,399	,002
	Cramer-V	,399	,002
Anzahl der gültigen Fälle		96	

Anhang 13: Zusammenhang zw. neg. Betroffenheit und Meinung

Verarbeitete Fälle

	Fälle					
	Gültig		Fehlend		Gesamt	
	N	Prozent	N	Prozent	N	Prozent
bereits von FNB negativ betroffen gewesen * persönliche Meinung zur FNB	99	99,0%	1	1,0%	100	100,0%

bereits von FNB negativ betroffen gewesen * persönliche Meinung zur FNB Kreuztabelle

Anzahl

		persönliche Meinung zur FNB						Gesamt
		sehr positiv	eher positiv	neutral	eher negativ	sehr negativ	weiß nicht	
bereits von FNB negativ betroffen gewesen	nein	4	4	8	0	2	2	20
	ja	3	42	20	12	1	1	79
Gesamt		7	46	28	12	3	3	99

Symmetrische Maße

		Wert	Näherungsweise Signifikanz
Nominal- bzgl. Nominalmaß	Phi	,471	,001
	Cramer-V	,471	,001
Anzahl der gültigen Fälle		99	

Anhang 14: Zusammenhang zw. profitiert und Meinung

Verarbeitete Fälle

	Fälle					
	Gültig		Fehlend		Gesamt	
	N	Prozent	N	Prozent	N	Prozent
prof FNB neu * persönliche Meinung zur FNB	98	98,0%	2	2,0%	100	100,0%

prof FNB neu * persönliche Meinung zur FNB Kreuztabelle

Anzahl

		persönliche Meinung zur FNB						Gesamt
		sehr positiv	eher positiv	neutral	eher negativ	sehr negativ	weiß nicht	
prof FNB neu	nein	0	6	7	7	3	3	26
	ja	7	40	20	5	0	0	72
Gesamt		7	46	27	12	3	3	98

Symmetrische Maße

		Wert	Näherungsweise Signifikanz
Nominal- bzgl. Nominalmaß	Phi	,550	,000
	Cramer-V	,550	,000
Anzahl der gültigen Fälle		98	

Anhang 15: Zusammenhang zw. subjektivem Vorteil und Meinung

Verarbeitete Fälle

	Fälle					
	Gültig		Fehlend		Gesamt	
	N	Prozent	N	Prozent	N	Prozent
SubVor neu * persönliche Meinung zur FNB	99	99,0%	1	1,0%	100	100,0%

SubVor neu * persönliche Meinung zur FNB Kreuztabelle

Anzahl

		persönliche Meinung zur FNB						
		sehr positiv	eher positiv	neutral	eher negativ	sehr negativ	weiß nicht	Gesamt
SubVor neu	ja	7	46	24	8	1	2	88
	nein	0	0	4	4	2	1	11
Gesamt		7	46	28	12	3	3	99

Symmetrische Maße

		Wert	Näherungsweise Signifikanz
Nominal- bzgl. Nominalmaß	Phi	,490	,000
	Cramer-V	,490	,000
Anzahl der gültigen Fälle		99	

Anhang 16: Zusammenhang zw. GKV als Profiteur und Meinung

Verarbeitete Fälle

	Fälle					
	Gültig		Fehlend		Gesamt	
	N	Prozent	N	Prozent	N	Prozent
GKV profitiert von FNB * persönliche Meinung zur FNB	99	99,0%	1	1,0%	100	100,0%

GKV profitiert von FNB * persönliche Meinung zur FNB Kreuztabelle

Anzahl

		persönliche Meinung zur FNB						
		sehr positiv	eher positiv	neutral	eher negativ	sehr negativ	weiß nicht	Gesamt
GKV profitiert von FNB	stimme voll zu	6	28	17	7	3	3	64
	stimme eher zu	1	12	9	5	0	0	27
	stimme eher nicht zu	0	5	2	0	0	0	7
	stimme nicht zu	0	1	0	0	0	0	1
Gesamt		7	46	28	12	3	3	99

Symmetrische Maße

		Wert	Asymptotischer standardisierter Fehler[a]	Näherungsweises t[b]	Näherungsweise Signifikanz
Nominal- bzgl. Nominalmaß	Phi	,301			,878
	Cramer-V	,174			,878
Ordinal- bzgl. Ordinalmaß	Gamma	-,060	,146	-,411	,681
Anzahl der gültigen Fälle		99			

a. Die Null-Hypothese wird nicht angenommen.

b. Unter Annahme der Null-Hypothese wird der asymptotische Standardfehler verwendet.

Anhang 17: Zusammenhang Frage 1 mit Frage 2: KBV und G-BA

Fall	Antwort Frage 1	Antwort Frage 2: KBV	Antwort Frage 2: G-BA
1	nein	99	99
8	nein	99	99
9	ja	stimme eher nicht zu	99
34	nein	stimme eher zu	99
37	nein	99	99
41	ja	99	stimme eher zu
45	ja	stimme nicht zu	99
53	ja	99	stimme voll zu
97	ja	99	stimme eher nicht zu
98	ja	99	99

Anhang 18: Cluster final mit Fallzugehörigkeit

Cluster-Zugehörigkeit		
Fallnummer	Cluster	Distanz
1	.	.
2	1	2,131
3	2	3,402
4	1	2,131
5	4	2,425
6	.	.
7	2	2,138
8	.	.
9	.	.
10	4	1,865
11	.	.
12	3	1,771
13	1	3,382
14	2	2,262
15	2	2,979
16	1	2,131
17	1	2,200
18	2	2,386
19	1	3,007
20	1	2,311
21	2	2,296
22	4	2,341
23	2	2,181
24	4	2,341
25	4	3,533
26	3	3,230
27	3	2,745
28	3	1,771
29	3	1,933
30	.	.
31	1	2,083
32	1	2,818
33	2	3,015
34	.	.
35	2	2,341
36	3	1,880
37	.	.
38	3	2,556
39	1	1,960
40	3	2,288
41	.	.
42	2	2,628
43	2	1,882
44	2	2,059
45	.	.
46	1	3,484
47	3	2,176
48	2	2,735
49	2	2,088

50	1	1,772
51	3	2,395
52	1	2,354
53	.	.
54	2	2,052
55	3	2,595
56	1	2,177
57	3	2,763
58	2	1,497
59	2	2,498
60	1	2,835
61	2	3,195
62	4	2,383
63	2	2,194
64	.	.
65	2	2,022
66	3	2,199
67	4	1,510
68	2	3,114
69	3	2,199
70	2	2,510
71	.	.
72	2	2,059
73	1	1,625
74	3	1,880
75	3	2,436
76	2	1,687
77	1	2,615
78	1	1,800
79	2	2,194
80	2	2,088
81	2	3,266
82	.	.
83	2	1,766
84	1	1,960
85	.	.
86	4	2,383
87	1	2,154
88	4	1,865
89	2	2,876
90	2	2,302
91	4	1,811
92	2	1,766
93	3	2,517
94	2	3,104
95	3	1,713
96	3	3,307
97	.	.
98	.	.
99	2	1,992
100	3	1,958

Literaturverzeichnis

Arzneimittelnutzenverordnung im Internet abrufbar unter: http://www.gesetze-im-internet.de/am-nutzenv/BJNR232400010.html (Zugriff am 2. Juli 2015) (http://www.webcitation.org/6ZipMB6fK)

Bausch, Jürgen: Kein Freibrief für sorglose Verordnung. In: KVH aktuell Nr. 2, 2013, S. 7-9

BMG, Glossarbegriff AMNOG im Internet abrufbar unter: http://www.bmg.bund.de/glossarbegriffe/a/das-gesetz-zur-neuordnung-des-arzn eimittelmarktes-amnog.html (Zugriff am 2. Juli 2015) (http://www.webcita tion.org/6ZifDC1NE)

Brosius, Felix: SPSS 22 für Dummies. Wiley-VCH Verlag GmbH & Co. KGaA, Weinheim, 2014

Burgardt, Claus: Verfahren der frühen Nutzenbewertung nach § 35a SGB V. In: Voigt, Wolfgang (Hrsg.): Die Neuordnung des Arzneimittelmarktes – Verände- rungen und Perspektiven. Nomos Verlagsgesellschaft, Baden-Baden, 2012, S. 9-90

Ehlers, A.P.F./ Erdmann, Anke: Wie genau muss sich der verordnende Arzt mit den Regelungen des AMNOG auseinandersetzen?. In: DMW 139, S. 795-796, 2014

GKV-Spitzenverband Abbildung zum AMNOG-Prozess im Internet abrufbar un- ter: https://www.gkv-spitzenveband.de/krankenversicherung/arzneimittel/rabat t_verhandlungen_nach_amnog/fragen_und_antworten_amnog/sb_rabatt_verhan dlungen_fragen_und_antworten.jsp (Zugriff am 26. Juli 2015) (http://www.webcitation.org/6aJJxpSbt)

KBV-Stellungnahme zur frühen Nutzenbewertung vom 13.11.2014 im Internet abrufbar unter: http://www.kbv.de/html/newsletter/1150_12344.php (Zugriff am 26. Juli 2015) (http://www.webcitation.org/6aJLEvgM1)

KBV: Vertragliche Regelungen zu Praxisbesonderheiten im Internet abrufbar unter: http://www.kbv.de/html/2202.php (Zugriff am 26. Juli 2015) (http://www.webcitation.org/6aJKu7t7T)

Mand, Elmar J.: Anreize für die Verschreibung und Abgabe von Arzneimitteln – Eine Analyse im Lichte der §§ 7 HWG, 128 Abs. 6 SGB V. In: Voigt, Wolfgang (Hrsg.): Die Neuordnung des Arzneimittelmarktes – Veränderungen und Perspektiven. Nomos Verlagsgesellschaft, Baden-Baden, 2012, S. 103-135

Scriba, Friederike: Die Arzneimittelbewertungen des Instituts für Qualität und Wirtschaftlichkeit im Gesundheitswesen. Nomos Verlagsgesellschaft, Baden-Baden, 2012

SGB V im Internet abrufbar unter: http://www.gesetze-im-internet.de/sgb_5/BJNR024820988.html (Zugriff am 2. Juli 2015) (http://www.webcitation.org/6ZimsYbtr)

May, Uwe/ Bauer, Cosima: Regulierungsinstrumente in der GKV-Arzneimittelversorgung. Wissenschaftliche Verlagsgesellschaft mbH, Stuttgart, 2011

Vogel, Friedrich: Beschreibende und schließende Statistik. Oldenbourg Verlag, München, Wien, 2005

Wolff, Heinrich Amadeus: Die Steuerung der Arzneimittelverordnung des Vertragsarztes durch Therapiehinweise des Gemeinsamen Bundesausschusses. Verlag Dr. Kovač, Hamburg, 2009

SCHRIFTENREIHE MASTERSTUDIENGANG CONSUMER HEALTH CARE

herausgegeben von Prof. Dr. Marion Schaefer

ISSN 1869-6627

1 *Lena Harmann*
Patienteninformation und Shared Decision Making im Lichte des
Publikumswerbeverbotes für verschreibungspflichtige Arzneimittel
ISBN 978-3-8382-0056-9

2 *Janna K. Schweim*
Untersuchungen zum Arzneimittelversandhandel aus Verbrauchersicht
ISBN 978-3-8382-0071-2

3 *Ansgar Muhle*
Deutsche Gesundheitsportale im Netz
Kritische Einschätzung anhand der gängigen Qualitätssiegel
ISBN 978-3-8382-0086-6

4 *Elizabeth Storz*
Psychopharmakamarkt in Deutschland
Eine Untersuchung zu den Strukturveränderungen
durch das Arzneiversorgungs-Wirtschaftlichkeitsgesetz (AVWG)
ISBN 978-3-8382-0109-2

5 *Ursula Sellerberg*
Heilpflanzen-Datenbanken im Internet
Eine kritische Untersuchung anhand verbraucherrelevanter Kriterien
ISBN 978-3-8382-0092-7

6 *Rüdiger Kolbeck*
Arzneimittelfälschungen auf globaler und nationaler Ebene
Eine Studie über das Problembewusstsein bei Patienten und Experten
ISBN 978-3-8382-0155-9

7 *Silke Lauterbach*
Das diabetische Fußsyndrom
Ein Ratgeber zur Identifizierung von Risikopatienten in der Apotheke
ISBN 978-3-8382-0182-5

8 *Judith Rommerskirchen*
Die Arzneimittelrabattverträge der gesetzlichen Krankenversicherungen
Eine Studie über Probleme bei ihrer Umsetzung an der Schnittstelle von Arzt und Apotheker
ISBN 978-3-8382-0253-2

***ibidem*-Verlag**

Melchiorstr. 15

D-70439 Stuttgart

info@ibidem-verlag.de

www.ibidem-verlag.de
www.ibidem.eu
www.edition-noema.de
www.autorenbetreuung.de